U0046088

不老的技術
百歲教授養生經

鄭集 著

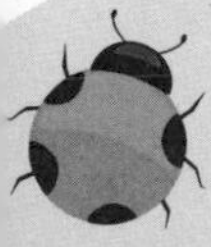

高寶書版集團

生活醫館 生活醫館 051

不老的技術——百歲教授養生經

作　　者：鄭　集
總 編 輯：林秀禎
編　　輯：郭昕詠
出 版 者：英屬維京群島商高寶國際有限公司台灣分公司
Global Group Holdings, Ltd.
地　　址：台北市內湖區洲子街88號3樓
網　　址：gobooks.com.tw
電　　話：（02）27992788
E-mail：readers@gobooks.com.tw（讀者服務部）
pr@gobooks.com.tw　（公關諮詢部）
電　　傳：出版部（02）27990909　行銷部（02）27993088
郵政劃撥：19394552
戶　　名：英屬維京群島商高寶國際有限公司台灣分公司
發　　行：希代多媒體書版股份有限公司發行/Printed in Taiwan
初版日期：2008年10月

原著書名：鑒證長壽——百歲教授的養生經
原著授權　©2008 四川辭書出版社
並授權英屬維京群島商高寶國際有限公司台灣分公司出版發行繁體字中文版書籍

國家圖書館出版品預行編目資料

不老的技術：百歲教授養生經 / 鄭集著. -- 初版. -- 臺北市 : 高寶國際出版 : 希代多媒體發行, 2008.10
面 ;　公分. --（生活醫館 ; 51）

ISBN 978-986-185-229-4(平裝)

1. 養生　2. 長生法

411.18　　97017302

目　錄

目 錄

目　錄

目　錄

目　錄

鄭集教授小傳

鄭集（1900年5月6日— ），生物化學家、營養學家。中國營養學和衰老生化研究學科的主要奠基人之一，中國生物化學的開拓者之一。四川南溪人。

1924年考入國立東南大學（原南京高等師範學校，1928年更名中央大學，1949年更名南京大學）生物系，1928年畢業於國立中央大學生物系。1930年赴美國留學，入俄亥俄州立大學專攻生物化學，並於耶魯大學、印第安那大學學習，1934年獲博士學位。回國後歷任中國科學社研究所研究員，中央大學醫學院教授、生化科教授兼主任，金陵大學、第四軍醫大學教授，南京大學醫學院教授、生物系教授兼生物化學教研室主任。1956年在第四軍醫大學被評為一級教授。

1945年在中央大學醫學院創辦生化研究所，培養生化研究生，這是中國教育史上第一個培養生物化學研究生的正式機構。一生桃李滿天下。進入古稀之年後，開闢衰老生化機制研究，提出衰老機制的代謝失調學說，為中國衰老生化奠定了基礎。先後參與創辦中國營養學學會、生物化學學會。

曾任中央大學教授會主席、中國衰老生物學會第一屆名譽理事長、教育部生化教材組組長。

鄭集是目前中國高校中最年長的教授，大半生在南京大學醫學院和生化系執教。2004年被「英國康橋大學國際人物傳記中心」授予「21世紀最有成就獎」。他還曾變賣家產（房產），捐給學校和社會，設立清寒助學金和《營養學報》、《生物化學雜誌》學術基金。

自　序

我出生於1900年，也就是清朝庚子年，八國聯軍攻入北京的那一年。2008年是戊子年，世界各國健兒將競技北京。2007年10月1日，我把我的最新書稿《不老的技術——百歲教授養生經》（原書名《鑒證長壽——百歲教授的養生經》）交給了四川辭書出版社。媒體都稱我是中國最長壽的教授，有人說108歲出書在世界出版史上都是第一次，希望2008年用這本書來迎接奧運。中國的強大就是和平的強大，強而不侵，強而和諧。

我一生曾貧病交加。因病休學在家和住院不下十次，幼年時期不得不比一般同學多花四五年的時間讀完小學。1916年初因肺結核休學一年， 1917年冬才小學畢業，1925年輟學一年教書賺取大學學費。1961年4月到1963年秋，多次收到病危通知，輾轉南京、上海三次做切腹手術。「文化大革命」期間兩次被隔離審查，時間長達13個月，私房被占。1997年2月患了十二指腸出血，住了80天醫院，最後還是扛過來了。

80~90歲之間，我獨自編著出版7部專著、撰寫56篇科學論文，其中《普通生物化學》（第二版）獲全國優秀教材二等獎，《衰老與抗衰老》獲全國優秀科普圖書二等獎，《健康長壽之路》獲全國優秀短篇科普論文一等獎。指導碩士、博士研究生9名，參加學術會議41次，74歲學日語，90歲還學朝鮮語，赴平壤參加世界老年學會議。

年輕的時候，西方列強稱我們中國人是「東亞病夫」，為此我決定研究營養學。針對中國人當時缺少蛋白質，我選中國盛產的大豆作博士論文《生物膠體——大豆蛋白質》。我的學習，我的實踐，一般人趕不上。100多歲能坐能站能寫，108歲，我的眼睛、耳朵都可以。我能把自己學到的知識用到自己的身上去。我能活這麼長時間和我的生活習慣很有關係，我是個很守規矩很正規的人，不亂吃亂玩。早晨起來按摩，從頭到腳，堅持多年，出差也好，生病也好，從不停止。動作不要教條，到位就行了。我的知識面很廣，醫學我懂，生物化學、生物學、生理學都研究實踐，吃喝玩樂都有規律。

20世紀60年代，世界上湧現了很多抗衰老理論，我在70年代開始提出了中國特色的抗衰老理論和具體實施方法。1949年前，中國人平均壽命才35歲。2007年5月，世界衛生組織公佈了各國平均壽命排行榜，日本女性和聖馬力諾男性分別以86歲和80歲的平均壽命排在首位。中國男女平均壽命分別為71歲及74歲。我感到欣慰，也為中國知識份子、企業家英年早逝的現狀感到擔心。我把我的實踐和理論整理成書，把自己的營養飲食配方和健身法、按摩操毫無保留地全面詳盡記錄下來。2007年中國國慶期間，我還走下自己的二層小樓到園中做操示範，並傳授給來訪的年輕人，希望通過圖書、光碟和學生的演示，能對他們有所幫助，也為提高中國人的平均壽命的事業「做牛、做梯、做橋、做蠶、做燭」。

在長期的科研和養生中，我還恪守自創的健康十訣：⑴思想開朗，樂觀積極，情緒穩定；⑵生活有規律；⑶堅持體力勞動和運動鍛鍊；⑷注意休息和睡眠；⑸注意飲食衛生，切忌暴飲暴食；⑹嚴戒煙，少喝酒；⑺節制性欲和不良嗜好；⑻不忽視小病；⑼注意環境衛生，多同陽光和新鮮空氣接觸；⑽注意勞動保護，防止意外傷害。其中，樂觀是十訣之首。

我活到120歲就了不起了。我聽憑自然發展，當走就走，當去就去，不怕死的人就不容易死，怕死就死得快。我在1961年重病的時候就吟詩一首自遣自警：「有生即有死，生死自然律。彭古八百秋，蜉蝣僅朝夕。壽夭雖各殊，其死則為一。造物巧安排，人無能為力。勿求長生草，世無不死藥。只應慎保健，攝生戒偏激。欲寡神自舒，心寬體常適。勞逸應適度，尤宜慎飲食。小病早求醫，大病少焦急。來之即安之，自強應勿息。皈依自然律，天年當可必。」

「且喜老來健，尚無頹廢姿。天若假我年，還將再著書。」愛國不分老少，天下興亡，匹夫有責。健康活著的老人應當關心國家的發展，在自己的晚年仍能為國家多作些貢獻。我們應當記取：人生的價值在於奉獻，而不在於索取。願更多人快樂健康地闖過生死關、名利關、權力關、生活關和社會關，隨遇而安，自強不息，樂健百年！

2008.1.18寫於金陵南秀村

我的養生之道

中老年人的養生方法繁多，效果各異。現用我近幾年行之有效的四句座右銘為綱，談談我的養生之道，供讀者參考。我所說的四條養生座右銘是：

思想開朗

樂觀積極

隨遇而安

自強不息

這四條座右銘是我當前養生的方法，每條對中老年人養生都很重要。

思想開朗

思想開朗這句話，通俗說就是遇不適意的事情要想得開。具體地說，就是對人生價值、社會現象和個人利益都能正確認識，對一切事物都能高瞻遠矚，打破計較個人得失的狹隘觀點。思想意識境界高，憂慮少，胸襟開闊，心情舒暢，代謝運轉正常，就可能減少各種中老年慢性病，活到應有的天年。代謝是生命的表達形式，人的壽命與自然規律安排的代謝運轉密切相關。要代謝運轉正常，首先要思想開朗。

思想開朗一詞，說時容易做時難，我本人對此亦有深感。據我的體會，要做到思想開朗，心情平靜，首先要多讀古今養生和醫藥衛生書籍，提高自己的養生理論知識，並身體力行，需要闖過生死關、名利關、權力關、生活關和社會關。

生死關：多數人不理解生死是自然規律，貪生怕死，成為人之常情。老年人一旦患上較嚴重的疾病就憂心忡忡，煩躁不安。這種人往往因情緒低落，寢食不安，抗病力降低，結果死得更快。不怕死的病人，能安心配合治療，身體的抗病力、修復力會逐漸增強，代謝功能逐漸恢復，最後轉危為安，恢復健康。

名利關：知識份子最容易犯的是面對名利不知足。不少知識份子使出渾身解數，追求名利，甚至不惜投機取巧、弄虛作假、歪門邪道，以圖滿足個人私欲。名利欲重的人，常同他人攀比，心情很難平靜，健康水平自然隨之下降。

權力關：曾經掌握過某種權力的人，離退休後，總感到失去了什麼，心理不平衡，因而寢食不安，心情煩亂。如長期不能自我解脫，就會導致各式各樣的疾病。

生活關：人的生活，包含物質生活和精神生活兩個方面。衣食住行屬於物質生活，喜怒哀樂屬於精神生活。物質生活與精神生活得到協調，人的代謝功能才能正常，身體才會健康，否則就會導致疾病，這是科學養生規律。如果一個人一味追求物質享受，一切向錢看，不擇手段，貪污、欺騙、巧取豪奪，就容易墮落。這種人不但不能健康長壽，而且還會遭法律制裁，身敗名裂。

社會關：人是社會的組成分子，不能離開社會。社會現象千變萬化，老年人的思想往往跟不上時代，從而產生所謂的「代溝」。代溝可發生於父母與子女之間，同樣也發生於社會上老一輩和小一輩的人群之間。當前中國青壯年的很多行為，尤其是品德和生活方式，老年人都看不順眼，感到厭惡，因而情緒煩躁，身心不安，這是養生的最大隱患。

樂觀積極

一個人能做到思想開朗、心情舒暢，至少可以平安生活，獨善其身。但就人生價值來說，還嫌不足。作為社會的成員，還應當對所在社會作出貢獻，兼善天下。人生的價值在於奉獻，老年人多年來受到國家和人民的供養、愛護，始有今天的平安生活，應當做到老有所為，給社會以回饋，為此對個人和社會應採取樂觀而積極的態度。在自己的健康情況許可下，有一分熱，發一分光，為祖國和同胞作出自己的貢獻，不應以消極態度對待社會。

隨遇而安

適者生存，不適者淘汰，這是生物界的自然規律。個人的生活環境、自然環境和社會環境時時都在改變。思想開朗、樂觀積極的人在順境和逆境中都能保持心態平靜，身體因此健康。人處在不良環境中，要隨遇而安。對社會不良現象，能改正者改之，不能改正者聽之，不要強求做客觀上不可能的事。人所處的任何環境都有好和壞的兩面性，在思想上如能重視好的一面，就會得到安慰，知足常樂，免受淘汰，少受痛苦。前人有描述隨遇而安的一首詩。詩曰：

春有百花秋有月，
夏有涼風冬有雪，
若無閒事掛心頭，

便是人間好季節。

這首詩說明四季之景不同，各有其優缺點，思想開朗、樂觀的人即能欣賞每個季節中令人愉快的一面，隨遇而安，得到樂趣。

自強不息

自強不息是養生的精神堡壘。因為在理論上懂得了思想開朗、樂觀積極、隨遇而安等養生要點，如果不能身體力行，堅持不懈，也不能收到良好的效果。唯有自強不息的人，才能將理想變成現實。堅持自己的養生理念，能使精神內守，抗病力增強，方可祛病延年，健康長壽。

最後，希望讀者將我所講的養生之道認真執行，做到身體健康，愉快地度過平安的晚年。

百年樂行篇

生物的衰老是一種自然規律，是不可抗拒的，但只要能順應這種規律並採取相應措施，就有可能使衰老進度放慢，推遲衰老的到來，從而延長工作年限和壽命。

一、如何推遲衰老

㈠青春能否永保

青春是人生最美好的時期，人人都希望自己的青春長駐，但青春是否能長駐或永保，是一個耐人尋味的問題。

人類的青春有兩種含義：一種是指形體的青春，如青壯年時期的健美體格和容貌；另一種是精神的青春，如某些人雖然年老，但意志不衰，仍能積極地為自己的事業、為國家和人民的利益作出貢獻。形體青春與精神青春各有不同含義，而又有相互依存的關係。精神青春需要形體青春作基礎，有了強健的身體，才不至於感到力不從心；而形體青春又需要精神青春作動力，因為一個人首先要有精神健康才可能有形體健康。

青春能否永保呢？我們說，形體青春只能相對地永保，也就是說在適當的條件下，有可能使人類的青春期相對延長，但是絕對不可能永保。人生觀正確，思想開朗的人精神上的青春是可以永保的。因為形體青春是人體生命過程中的一個階段，生命過程是不可逆的，只有在精神物質合理的情況下，才有可能使衰老進度放慢，適當推遲青春期的消逝。而精神青春，是一個人人生觀和意志的問題，大凡思想開朗、意志堅強的人都可永遠保持他的青春意志，不會因年老而衰頹。

要想推遲衰老進程暫保形體青春的人，首先要瞭解人體衰老的原因和衰老的機制。生物的最大壽限和衰老過程是由每個生物的遺傳因素決定的，衰老過程中的反應和方式則由新陳代謝來表達。遺傳安排的代謝過程，也包含有代謝功能在生命過程中逐漸減退的內容。代謝功能減退，主要由於代謝的調控失靈，所以代謝失調是生物衰老的機制。生物代謝失調的因素有內因和外因，人類如能設法控制這些因素，保持代謝運轉基本正常，即有可能推遲衰老，延長青壯年期限。

㈡推遲衰老的具體措施

1.健康長壽因素調查情況

生物的衰老是一種自然規律，是不可抗拒的，但只要能順應這種規律並採取相應措施，就有可能使衰老進度放慢，推遲衰老的到來，從而延長工作年限和壽命。

欲求推遲衰老，必須掌握衰老的規律。前面已經講過，衰老的先天性原因是遺傳，而衰老機制則是代謝失調，因此，欲求推遲衰老就必須瞭解妨礙細胞代謝的各種因素並設法把這些因素去除。內因除遺傳因素外，還有神經系統、酶、激素和免疫等；外因包括生活習慣、環境和社會的多種因素等，這些因素都可影響人的壽命。

為了探討抗衰防老的具體有效措施，作者曾作了一個健康長壽因素調查，調查項目見表1-1，1-2，1-3。

從表1-1，1-2，1-3可以看出，被調查的老年人中有75%的人，其父或母的終年都在70歲以上；終年在60～69歲之間者僅19%，終年在20～59歲之間者僅6%。那些終年較早者，大多數是由於傳染病或婦女產後出血，以及由於生產所引起的疾病而死亡的。被調查的全部老年人都性格開朗，樂觀積極，熱愛勞動，並堅持勞動或運動鍛鍊。

參加調查的老年人，無論男女，生活都很有規律，飲食清淡，有77%的人不吸煙，吸煙的23%的人中，每天吸煙至多不超過10支。他們一般不喝酒，並且特別注意勞逸結合和保健。

這個調查結果說明，人的自然壽限顯然與其親代的自然壽限有一定關係，但性格開朗、樂觀、積極實為健康長壽的首要因素。其他如適當的體力勞動和鍛鍊、規律生活、合理營養、勞逸適當、環境清潔、戒煙和去除不良嗜好，以及注意保健以預防疾病等等都是健康長壽所必需的。

表1-1　被調查人數、性別及年齡分佈

年齡（歲）	性別		總人數(（人）
	男	女	
70～79	46	10	56
80～89	26	13	39
90～99	4	7	11
100～105	0	3	3
共計	76	33	109

表1-2　被調查者的父或母壽終年齡

父或母壽終年齡（歲）	百分比（%）
20～59	6
60～69	19
70～79	41
80～89	29
90～99	4
100～	1

2.健康長壽十訣

根據上述對健康長壽老人的調查結果（表1-3）及參考古今中外養生學家的養生之道，作者歸納出十條抗衰保健和益壽延年的經驗，稱之為健康長壽十訣（表1-4）。

表1-3　被調查者的性格及生活

性格及生活	百分比（%）
1.性格開朗，樂觀積極者	100
2.有適當運動鍛鍊和體力勞動者	98
3.生活有規律者	91
4.伙食合理、清淡有節者	72
5.不吸煙者	77
6.不喝酒者	79*
7.服用保健藥物者	24
8.無慢性病者	74
9.有輕度慢性病者	26**

＊偶爾喝少量酒的約21%。

＊＊其中患老年支氣管炎的約10%，患肺氣腫和哮喘的4%（均為吸煙者），患期外收縮的約5%，聽力、視力減退的11%。

表1-4 健康長壽十訣

1.思想開朗，樂觀積極，情緒穩定。
2.生活有規律。
3.堅持體力勞動和運動鍛鍊。
4.注意休息和睡眠。
5.注意飲食衛生，切戒暴飲暴食。
6.嚴戒煙，少喝酒。
7.節制性欲和不良嗜好。
8.不忽視小病。
9.注意環境衛生，多同陽光和新鮮空氣接觸。
10. 注意勞動保護，防止意外傷害。

健康長壽十訣包括全部養生規律，自1981年正式發表以來，經20多年的考驗，已證明確系行之有效的養生規律，如能全面遵循，堅持不懈，即可能實現健康長壽的願望。

㈢健康長壽十訣的原理和實施辦法

上文提出的健康長壽十訣是原則性的，沒有指出具體的實施內容。為什麼遵守這十條規律就能使人健康長壽呢？下面分別作些解釋。

1.思想開朗，樂觀積極，情緒穩定

精神因素對人體的衰老進度影響甚大，神經系統、包括下丘腦和腦垂體，在衰老過程中起著關鍵性作用。下丘腦是人體較高級的內臟調節中樞，在大腦皮層的控制下產生一系列的下丘腦激素，這些激素控制著機體其他外周激素的分泌，彼此相互制約，共同調節，以維持機體的內在平衡，從而使人的生理功能正常運轉。中樞神經系統直接間接控制人體各種器官的活動。人的情感、行動、分泌、消化、吸收和代謝都直接、間接受中樞神經系統的控制。調節代謝的酶和激素的生物合成和分泌也都受神經系統的控制。人體的內在環境必須保持穩定、平衡，才能得到健康。若中樞神經系統功能發生紊亂，則激素分泌必首先發生紊亂，使機體內環境的穩定和平衡遭到破壞，從而引起代謝紊亂，促使早衰。一個人的精神狀態如不健康，多愁善感，鬱鬱不樂，或者患得患失，心緒不寧，則整個機體的生理功能即會發生混亂。在這種狀況下，即使有較好的物質生活條件，機體也不能有效地利用所食之物，因此也就不可能期望得到健康長壽。俗話說的「笑一笑，十年少；愁一愁，白了頭」，是有一定道理的。

2.生活要有規律

各種日常生活要按一定規律進行。每天的作息、運動鍛鍊、飲食、工作、大便、休息等等，基本上都應照一定時間進行。堅持一段時間有規律的生活後，身體各器官即能適應各種生活活動，正常運行。一般來說，應早起早睡，非萬不得已不過夜生活，至於為吃喝玩樂熬夜則更不應該。定時進食和定時大便，可及時排除腸內毒素，保持胃腸健康，減少身體中毒。結腸癌和痔瘡等腸病，大半都是由於便秘引起的。工作和休息時間要合理安排，才能保持身體健康，精神旺盛，從而提高工作效率。

3.堅持體力勞動和運動鍛鍊

中國有句老話：「流水不腐，戶樞不蠹。」這就是說：經常活動著的物體是不易毀壞的。人體亦然，需要經常活動，才能保持健康，延年益壽。因為勞動和鍛鍊能加強代謝，促進呼吸，使身體吸進較多氧氣，排出更多二氧化碳和其他代謝毒素，增進抗病能力和促進細胞的更新。

勞動和運動鍛鍊不拘一格，總以適合自己的年齡和體質為原則。家務勞動、打掃衛生、栽花種樹都是對身體有益的活動。散步、快走、廣播操、簡易太極拳、八段錦或者採取多樣化的運動鍛鍊法，都是對身體有益的，唯對跑的運動要小心。對病人和老年人來說，練習跑步須在合格醫生和運動專家指導下進行方不致有誤。有心臟病、肺病、腎病和出血症狀的人是不宜於做跑步運動的。能做跑步鍛鍊的人亦應先由快步到慢跑，由慢跑到快跑，由短跑到長跑，循序漸進，不可突然做快跑和長跑運動。運動鍛鍊，貴在有恒，三天打魚，兩天曬網是不會收到鍛鍊效果的。另外，也要防止過度疲勞，以免發生意外。

4.注意休息和睡眠

休息是為了更好地工作，只有勞逸適度，工作效率才能提高。人的精力是有限的，在工作一定時間後需要休息，精力才能恢復。睡眠（包括午睡）是神經系統高級部位普遍的保護性抑制作用。當抑制過程在大腦皮質中佔優勢時，便開始擴散，結果人或動物進入睡眠。睡眠時機體受到刺激最小，能量消耗也最少，可使疲勞的大腦和肌肉得到休息和恢復功能，因而睡眠是最有效的休息。成人每天應有7～8小時的睡眠，再加1小時的午睡。有人說老年人不需要睡8小時，這是不正確的說法。有失眠病的人應設法克服失眠。克服失眠的方法甚多，最主要的是要自己能控制自己的思維，不要讓自己神經過度緊張。在就寢前不要思考不愉快的事情。洗腳、洗臉後再上床，上床後看點書報也有催眠作用。夜間失眠、思想起伏不能成寐時，默念數位或專心聽自己的呼吸亦有導眠作用。必要時服用小劑量（比醫生處方的量小一半）鎮靜劑（如安定）對催眠亦有幫助。服用鎮靜劑或安眠藥時，要不時更換種類，避免成癮。不要小視午睡，短短的午睡，即使僅1小時或半小時，也可提高整個下午的工作效率。睡眠還可增強免疫能力。

5.注意飲食衛生，切戒暴飲暴食

吃是人存活的必需條件，膳食的組合應力求符合營養原理。宜葷素雜食，宜清淡，忌濃腥，少吃肉，適當多食新鮮蔬菜、豆類及豆製品。老年人應適當攝取奶、蛋、水果等保護性食品。每人每天吃1個雞蛋、半斤（約250公克）鮮奶是完全可以的。中年以上的人應少吃或不吃肥肉和動物脂肪，如牛、羊、豬脂肪，宜吃植物油如豆油、菜籽油、玉米油、芝麻油、花生油等。因為動物油脂一般含膽固醇，植物油不含膽固醇。要少吃油炸食物，特別是用陳油或多次用過的陳油油炸的食物，也不要過度吃辛辣的食物。因為高溫油炸食物可使部分營養素（如食糖、澱粉、脂肪、蛋白質和不耐熱維生素）受到破壞，而且不易消化，炸食物的陳油中還可能含有一類對人體不利的因油脂被氧化而產生的過氧化物。辛辣食物吃多了會使胃腸黏膜受到傷害，過酸過鹹和過甜也不利於健康。每餐不宜過飽，大饑不大食，大渴不大飲，以吃八九分飽為度，過飽會傷害腸胃。總熱量攝取過高，會使人發胖，肥胖會增加心臟負擔，導致心肌勞損、血管硬化，從而引起心血管疾病，加速衰老，但也要防止過分限食，以致營養不良。有些醫生叫患高血壓、高血脂、高膽固醇或冠心病的病人，不吃這，不吃那，結果使病人缺乏足夠的營養，因而危害健康，這是不正確的。要注意防止從飲食中吃進毒物。食品製造和加工過程中加入的增色劑、防腐劑和糖精等一般都是對人體有害的。儲存運輸過程中受污染和腐敗了的食物，燻制食物（如臘腸、臘肉），發黴的糧食、醃菜、泡菜，以及被農藥、化學品和放射性物質、重金屬污染的各種動植物食品都是有毒的。例如食品罐筒的鐵皮及做茶壺、酒壺的錫片常含有劇毒的鉛，至今食品店炸油條還用的明礬中含的鋁。以及鋁制食具的鋁。從食物中攝入鋁多了會傷害腦細胞，在選購食物和處理烹調時要加以注意和採取必要措施。

每天飲用足夠的水有清潔胃腸、降低血壓及血黏度，促進代謝，利便、排泄毒素和保護泌尿系統等功用。

6.嚴禁抽煙，少喝酒

煙草含有一種煙鹼叫尼古丁，可使人中毒。吸煙使人的動脈血管收縮，從而導致人的各種重要器官，包括大腦、心臟、肺臟和胃等的供血不足，受到極大的損害，此外吸煙產生的一氧化碳和二氧化碳對人體也是有毒的。有很多證據證明吸煙是有百害而無一利的。長期吸煙可以引起口腔炎、喉頭炎、氣管炎、肺氣腫、肺癌、心臟病、心律不整和神經衰弱等疾病。初學吸煙的人常會發生頭暈、嘔吐等中毒症狀，醫學調查已證明患肺癌的病人，絕大多數都是吸煙的。亞洲心臟病中心的研究報告指出：患心臟病死亡的人數中，吸煙者比不吸煙者高70%；80%的慢性支氣管炎病人都和吸煙有關，而且吸煙是肺癌增加的主要原因。在作者調查的70歲以上的健康長壽老人中，77%是不吸煙的。吸煙不僅使吸煙者本身中毒，周圍的人也同樣受害，因此，公共場所要嚴禁吸煙，辦公室內應不准吸煙，家庭裡都不應吸煙。

酒少飲可促進血液循環，但不應飲烈性酒。酒精中毒是很厲害的，細胞裡的蛋白質遇到酒精會凝固，從而使細胞死亡。多飲，特別是酗酒，對神經系統、肝臟、心臟、腎臟、腸胃、胰臟等都有嚴重危害性。慢性酒精中毒還會引起痛風和糖尿病。飲酒者的肝硬化發病率比不飲酒者高7倍。

有關煙酒的危害性，本書後面還設有專章加以討論。

7.節制性欲和不良嗜好

青壯年的性生活必須有節制才能符合身心需要而不至於妨礙健康，老年人應更加嚴格控制。過度的性生活會導致精神和肉體的虛弱，引起多種疾病，甚至早衰夭折。其他不良嗜好如上面提到的吸煙、酗酒、夜生活，以及一切有害健康的吃、喝、玩、樂等等也都對健康有礙，應嚴加禁絕。

8.不忽視小病

小病常常是大病的前奏，忽視小病往往會釀成大病。老年人對傷風、咳嗽千萬不要疏忽，要及時休息，多喝開水，用點藥。老年人傷風感冒往往因未及早治療而釀成氣管炎、肺炎和肺原性心臟病。癌腫的初期症狀多不明顯，難於做正確的早期診斷，一旦發現就遲了，所以稍有不舒服就要注意。因為癌腫並不是絲毫無前兆的。我們應特別注意那些不正常現象，例如身體任何部位發生小包小塊，消化道長期慢性不適和出血，痰中帶血，大便、小便經常不正常和少量出血等等，都有可能是癌症的先兆。總之，對任何小病小痛應盡早診治，以防萬一。小病不僅應盡早治療，而且應求高明醫生診治，以免誤診。因為診斷不確可能耽誤惡性腫瘤的治療，小病治療不當可能轉為大病。

服用藥物亦應小心。多數藥物都是有不良副作用的。缺乏醫療常識的人必須在水平較高的正規醫生指導下服用藥物，因為醫生才知道藥的主、副作用，用藥劑量，配伍和禁忌等。在醫生和有關專家指導下，老年人可適當服用保健藥物，如維生素A，B1，B2，B6，C，E及某些中藥。血脂過高或血清膽固醇偏高的中年以上的人，可考慮服用降血脂藥物。自己最好有點醫藥常識，對待疾病要有正確的認識，不要一見病就嚇倒，要有戰勝疾病的堅強意志。沒有一種病是絲毫無法醫治的，但要記住也沒有一種小病不會引起大病的，問題在於處理得好不好和及時不及時。癌症將來也會有辦法徹底治癒的，目前只要早發現，早治療，還是可以延長壽命的。對任何疾病都要「既來之，則安之」，在戰略上藐視它，在戰術上重視它。思想上不要擔憂，得了病要及時治療，果真是得了嚴重的病，憂愁會使病情加重，而樂觀的精神則往往可增強抵抗疾病的能力。

9.注意環境衛生，多同陽光和新鮮空氣接觸

陽光和新鮮空氣是健康的必需因素，陽光能殺滅細菌，新鮮空氣能為身體提供充分氧氣，含氧較多的血液，能促進生物氧化作用。環境衛生需要大力改善，城市污水和工業廢氣、廢水、廢渣、塵埃和雜訊等需要合理處置；個人應盡量避免這些有害的環境公害。在自己生活的環境中多種樹以使空氣清新，健康的高壽老人大都是生活在比較清潔和安靜的山區和農村的。

10.注意勞動保護，防止意外傷害

各種勞動都有可能發生事故。在工作中要注意防止可能發生的意外事故和職業病。特別是接觸放射性物質的工作人員，例如化學、化工、油漆、水泥、採石、煉油、制藥、煉焦、塑膠、有毒工業以及街道清潔、醫療和環衛等行業的工作人員，都要採取必要的防護措施。老年人在任何地方都應防止跌跤，即使在家，也不要爬高下低，免遭骨折。使用電器、煤氣要小心謹慎，防觸電、燒傷。外出上街要特別小心，防止車禍。老年人旅行乘車、乘飛機或輪船，也要有人陪同保護，注意安全。

以上所講的十條防老措施，都是平凡的，是常識性的，

但要每個人都做到，卻是困難的。沒有深入的認識和堅強的意志，就一條也做不到。堅持和有恆，是保健防老的必需條件。倘能切實遵行，持之以恆，我們就會健康長壽，為人民作出更多的貢獻，在個人事業和學術上做出更多的成績。

健康長壽的人能延長工作年限，對社會是很經濟的。一個人到30歲，各方面才能逐漸成熟，社會要花30年工夫才培養出一個有專長的人才，如果只活到四五十歲，那對社會會是很大的浪費。我們希望每個人至少能為社會好好工作到65歲，最好是工作到75歲或80歲，那對社會的貢獻就更大了。特別是那些有經驗的專門人才是經過幾十年的培養和鍛鍊才成熟的，他們的經驗和智慧是人類知識和幸福的源泉。這些人在政治文化和科學技術上擔負著承上啟下的作用，這些有專長的老人能多工作10～15年，對國家是很經濟的。延長工作年限對個人、對社會、對人類都大有好處。

最後我要指出的是：長壽必須健康，才能作出更多的貢獻。長壽而不健康，對個人來說是災難，對家庭和社會也是負擔。

二、運動鍛鍊與防衰老

運動鍛鍊有靜功和動功之分。

㈠靜功

靜功以習靜為主，又稱內功，側重清心寡欲，怡氣養神，不重視肢體鍛鍊。僧道的靜坐，現在流行的氣功，皆屬此類。氣功的要點是在於把思想集中（氣功學家的術語叫意守），思想集中在身體的某一部位，使大腦安靜，思想專一，從而使各內臟器官得以休息，血流（血壓）平穩、代謝降低、減少熱能消耗，少生疾病。這類鍛鍊方法已屬於精神修養範圍，嚴格地講不是運動鍛鍊，運動鍛鍊必須包括全身各器官的運動，是以動為主的養生法。

氣功鍛鍊方法可能有促進精神健康，從而促進機體健康的作用，老年人如能採用簡單行氣方法，每天適當時間（例如晚上臨睡前）練功10～20分鐘，可能有助於使大腦安靜，改進睡眠。南京鼓樓區金符六醫生每天堅持做氣功10分鐘，活到98歲，仍很健康，這說明氣功對保健有其特殊效用。但老式傳統氣功法的清規戒律甚多，費時過長，不僅時間不許可，若做得不好，還會引起思維紊亂產生不良副作用（走火）。北京郭林創造的新氣功法是一種動靜結合，以動力為主的氣功法。這種氣功的要點是慢走、輕走加呼吸，要通過松靜關、意守關和調息關，掌握圓、軟、遠三字。眼睛輕閉、平視，短呼短吸。據說，此法對高血壓病、心臟病、官能症和失眠等疾病均有療效。氣功的流派很多，其抗衰效果如何，難以預測，老年人不要隨便去學。

㈡動功

動功是指運動鍛鍊，是本章要討論的重點。動功也包含有一部分靜功在內，例如我們做任何運動鍛鍊時，都要求思想集中，如果胡思亂想，不但收不到鍛鍊的好處，反而有害。

動功的基本原理是「生命在於運動」。運動適當，則各器官的代謝功能正常，抗病力加強，能預防疾病，防止早衰，使人健康長壽。

動功運動鍛鍊的種類繁多，其要者有古代遺留下來的五禽戲、太極拳、八段錦和武術，近代的有散步、快步、慢跑、長跑、徒手操、球類、旅遊、舞劍和床上操等。這些運動鍛鍊方法各有其優缺點，不是每一種都適合於一切人的。一個人應採用哪種運動鍛鍊方法，隨各自的年齡、體質、健康和環境而異。現擇幾種適合於老年人的保健防衰運動鍛鍊方法簡要介紹。

1.八段錦

八段錦是一種比較古老的全身運動的健身法，它的原理包括在下面的八句歌訣中：

兩手擎天理三焦，左右開弓似射雕。

調理脾胃單舉手，五勞七傷向後瞧。

搖頭擺尾去心火，背後七顛百病消。

攢拳怒目增氣力，兩手扳足固腎腰。

報載南京朱啟鸞先生，幾十年堅持練八段錦，雖年近古稀，還能每天工作十幾小時不覺得疲倦。這是他心情開朗、精神愉快與練八段錦相得益彰的效果。

2.太極拳

太極拳是一套動靜結合的拳術，是意識、呼吸和動作密切配合的拳術。它的每個步驟都是將意識和鬆、靜、圓、柔四個動作緊密聯繫在一起，沒有直出直入的動作，結合了動靜二功的精華，適合中老年人鍛鍊身體，治療慢性病。不過，太極拳的動作太繁，清規戒律也多，很難學好，再進一步加以簡化，以便於廣大人民學習是有必要的。作者本人只採取其中的片段，配合其他運動方法，以適合自己的需要。

3.步行

步行或散步，是中老年人最簡單易行的保健方法。諺語說：「飯後百步走，活到九十九。」這說明飯後散步，可促進消化，免致胃腸疾病，從而可以延年。其實不常走路的人，特別是年老體弱的人，每天早晚去空氣比較清新的馬路或公園散步半小時到一小時是絕對有益的。散步不僅使兩腿得到運動，全身肌肉和器官也都得到運動，能增加氧氣的吸入和二氧化碳氣的呼出，對防治多種慢性病都有良效。散步時應挺胸昂首，兩手擺動，使身體各部分都得到舒展活動。步子的快慢，可根據自己的健康狀況而定，以不至於感到疲乏為度。浙江醫科大學蔡保教授在他85歲時說，他的長壽秘訣就是「安步當車」。作者本人在100歲時，仍堅持每天來回步行到辦公室工作，深切體會到步行對健康的好處。

4.跑步

跑步有短跑、長跑、慢跑、快跑之分，跑步的運動量比快步、慢步都大，是中外當前最風行的一項運動。有人認為跑步可以防治心臟病，這種說法是欠妥的。有心臟病的人對跑步鍛鍊應當小心些才是，因為跑步是使心肺負擔較重的運動。無論慢跑、快跑、長跑或短跑，在開始鍛鍊前都必須經心臟科醫生檢查體格，由醫生建議採用哪一種跑步方式，而且跑步必須有一個由慢到快、由短跑到長跑的過程。一般來說，跑步運動應從青壯年時開始，人老了才開始學跑是有幾分冒險的。跑步的速度應以每分鐘脈搏的次數為依據。50歲以上的人練跑時每分鐘的脈搏次數不能超過120次，青壯年以150次上下為合適。如果不經醫生許可，自行亂跑，可能發生突然昏倒，甚至有死亡的危險。

最近有所謂「慢速放鬆性健身跑」，全世界極為流行。這種跑步採取早晨活動，動作盡量放鬆，採取腹式呼吸，即吸氣時腹部鼓起，使膈肌下降，呼氣時腹部凹陷，使膈肌上升，以一步一吸一步一呼為宜。隨著情況的適應可逐步增加運動量。這是跑步中比較輕鬆的一種，對慢性病人可能有好處。還有所謂「走跑交替法」，是走一會兒、跑一會兒，交換走跑。

跑步運動對中老年人的好處，在於它能鍛鍊心、肺，減少血液脂肪和膽固醇。據新近研究，跑步還可能使血液的高密度脂蛋白含量增高。這種高密度脂蛋白對冠心病人有好處。當然，也必須考慮到不適合於自己身體情況的劇烈跑步會給心臟帶來傷害。有心臟病或高血壓病的人，在運動後洗澡要當心被水蒸氣熏倒或被盆水淹斃。

5.廣播操

廣播操是一種簡單而又適合各種年齡段的人的全身運動，對保健疾病預防有不少好處。

6.漁家樂

這是南京拳師金一鳴先生發明的健身法，其內容是模仿漁人作業的搖櫓、划船、扯篷和撒網四個動作，使全身得到運動。它的功用可從下列四句歌訣體現出來：

搖櫓健腎腰，划船心肺暢。

扯篷固下肢，祛病勤撒網。

這四個動作簡而易行，能鍛鍊上下肢、腎、腰、心、肺等器官。

7.床上操

這是作者根據前人經驗自編的一套健身體操，每天早晨起床前在床上進行，是融合按摩、推拿於一體的運動鍛鍊法。實踐證明，這種鍛鍊方法對老年保健頗有好處。其操作方式為每天早晨起床前仰臥床上，依次做下列動作。

⑴搔首壓髮：先用兩手手指輕抓全頭頭皮數十次，然後用兩手掌輕壓頭髮，由前額向後移動，如梳髮一樣十數次。

⑵按摩前額：用兩手中指輕輕按摩眉間的前額部位並分別向兩側移動至左右太陽穴十數次。

⑶按摩太陽穴：用左右兩手的中指和無名指或手掌分別同時按摩左右兩太陽穴數十次。

上述三個動作，可促進頭部血液運行，預防腦缺血和腦溢血。

⑷捏摩鼻樑鼻隔：用左右手拇指食指輕輕捏摩鼻樑及鼻中隔數十次，可使鼻孔通暢。此動作可防止感冒。

⑸揉眼：兩眼輕閉，用手指輕輕揉摩兩眼眼眶周圍各十數次，可保護視力及減輕眼袋。

⑹搓耳及按壓鼓膜：用兩手指分別同時輕搓兩外耳殼及耳門各數十次，然後用兩手掌心間斷輕壓兩耳，使兩耳鼓膜振動各數十次。此動作可防止鼓膜硬化，保護聽力。

(7)按摩臉部：用兩手掌按摩面部兩頰，能使面部光潔。

(8)扣齒：上下牙齒相互輕扣數十次，可使齒堅固。

(9)按摩頸、肩及兩臂：以手指按摩頸項及兩臂。

(10)按摩腹部：用手掌順時針及逆時針各輕輕按摩腹部各20次以上。這個動作可促進胃腸蠕動，防止便秘。

(11)捏腿搓腳：兩手適當用力推捏左右大小腿，使腿肌鬆弛，然後用一隻腳的腳心摩擦另一隻腳的腳背各十數次，使腿、腳筋肉靈活。

(12)屈腿：平臥床上，令兩腿交互一伸一曲做跑步狀各若干次。

(13)彎腰：在練習屈腿後，仍平臥，兩腿靠緊，以左右兩肘關節為支點，上半身與兩腿交替起伏搖動（如坐在搖椅上搖動一樣）若干次，隨自己的耐性而定。

屈腿、彎腰兩種動作都可促進排便，屈腿還可使膝關節靈活、行動便利；彎腰可使腎臟及腰椎強健，有防止腰痛的功效。

(14)整理：做完上述各項運動後，仍平臥，兩腿靠攏，隨即兩臂向上，兩腿向下用勁伸直，使全身肌肉都拉緊；緊過一陣，把全身肌肉放鬆，鬆得像一絲氣力都沒有一樣；最後做自然腹呼吸各十數次，活動肺及膈肌。這時全身會有一種舒適感。

上述床上運動，可用很少時間，換來一天的舒暢和硬朗，確是適合於老年人的非常有益的運動。

8.綜合健身操

作者本人採取擇優配套的原則，自編了一套鍛鍊方法，叫做「綜合健身操」，每天只花15分鐘到20分鐘即可做完，一般在早晨梳洗後或晚上臨睡前做。作者多年來堅持練習，覺得效果良好。這個方法動靜適宜，能使全身各個器官都得到適當鍛鍊，能促進新陳代謝，預防疾病，增強健康。全部方法分17個步驟：

⑴快步200～400步。

⑵騎馬式半蹲：先自然直立，兩足略分開，兩手下引，身體慢慢向下半蹲，然後慢慢立起（仿八段錦。如果做此動作時有頭暈現象可不做這一動作）

⑶雲手：兩手做抱球狀，向左右旋動各10次，兩目注視手的動向，並隨手的方向而動（今太極拳的雲手式）。

⑷划船、扯篷、撒網：兩手同身軀向左、右兩側做划船、扯篷和撒網動作（仿漁家樂）。

⑸鳳凰展翅（動作仿太極拳中的白鶴亮翅）：

①身體直立，兩腳略向左右分開。

②兩手交替劃弧（做抱球狀），每劃一次，身體向左移半步，連續劃4～5次。

③身體左轉，兩手握拳分別向後各劃半弧至與耳平。

④左腳落地，右腳向前舉起，兩手從耳側各向前伸，右腳落地，兩手向左側劃大弧，右腳向左進一步，身體向左轉180°。

⑤左手向左後方向劃，右腳向前進一步；右手向右後方劃，左手向前伸，同時左腳向前伸一步（膝關節彎曲如起跑勢）。右腳向前收半步，身向右轉，兩手內收。

⑹壓腿：先將右腿伸直以右手壓之，同樣以左手壓左腿，左右前後各動數次到10次（仿自由體操）。

⑺並膝旋轉：兩膝合併，身體微向前彎，雙手握膝關節，旋轉十數次（仿自由操）。

⑻搖頭擺尾：直立，兩手叉腰，上半身與下半身同時旋轉擺動（仿八段錦）。

⑼游水：兩手同時向後劃如蛙式游泳姿勢（仿游泳體操）。

⑽左右彎腰：兩腳略張，左手叉腰，右臂向左側上方向移動；右手叉腰，左臂向右側上方移動各數次（仿廣播操）。

⑾左右開弓：左臂向前伸，右臂彎曲向後引伸；同樣，右臂向前伸，左臂彎曲向後引伸，做撥弓射雕狀（仿八段錦）。

⑿捶腰摩腹：以兩手輕捶腰背，然後以雙手按摩腹部各10次（仿自由操）。

⒀單舉手：一手靠腰背，一手向上直伸，掌開，掌心向天，同時注意力集中呼吸，左右手交替做，各做數次（仿新氣功法）。

⒁拍胸呼吸：以雙手輕拍胸、背，同時深呼吸數次（仿自由操）。

⒂頭部運動：包括壓髮、按摩前額和太陽穴、捏鼻、揉眼、按壓耳鼓膜、擦臉、扣齒等〔同上述床上操⑴～⑼各式動作，練床上操的人可免做這一部分〕。

⒃跳動和原地踏步：做了上面的各種動作後，在原地徐徐跳動數次，然後原地踏步數次到10次。

⒄立正靜思：踏步後立正靜息片刻，使身體恢復原狀得到休整。

生命在於運動，適當地和經常地進行運動鍛鍊，並能堅持不間斷，可以使人血脈流通，器官調和，代謝正常，精力充沛，病不能生，推遲衰老，益壽延年。

三、我的抗衰保健實踐

作為一個108歲的老人，我至今還能健康地活著和工作，對如何保健抗衰是有一些體會的。

我在40歲不惑之年時，初步認識到健康是人生最大的幸福，即注意養生保健。到知天命之年的50歲時，對健康的重要性有了進一步的認識，遂決心戒煙戒酒，加強保健。60歲時，因患前列腺增生和膀胱憩室病，羈留病榻一年有餘，備受折磨，加強了我對生、老、病、死自然規律的理解。70歲起我為了減少老年病給人類帶來的痛苦，下定決心，開始進行衰老生化研究。經過一番努力，我對人體衰老的原因、機制和抗衰措施有了較深入的理解，提出了「衰老代謝失調學說」和「健康長壽十訣」抗衰措施（以下簡稱「十條」）。

多年來我一直按照我的「十條」規律進行生活，效果不差。下面就是我的現身說法。

1.思想方面

盡力保持樂觀、開朗，情緒穩定，盡可能不為不稱心的遭遇焦心發愁。遇到任何困難，我都設法正面克服或迂迴繞過，從不向困難低頭。

2.行動方面

我每天起居有常，工作、運動、休息和睡眠都盡可能按規律進行。每天工作11個小時左右，從85歲起，每天工作減為7小時。早晨6點半起床，起床前做我自己設計的「床上操」約15～20分鐘。起床後即排便、梳洗、喝開水，安排當天工作，隨即做綜合健身操（也是我自編的）15～20分鐘。早餐後即上班工作。上午工作4小時，午餐後睡眠1～2小時，下午在家工作，包括讀報2～3小時。晚餐後靜坐或散步約半小時，洗足，8點最遲9點就寢。

3.飲食營養方面

我重視合理營養，每天早餐吃1個雞蛋、半斤牛奶加麥片和兩片麵包。午餐兩素一葷一湯，葷素雜食，素食為主。主食品為米、麵，副食品為肉、魚、蔬菜、豆腐、豆類（包括黃豆、綠豆、紅豆）、雜糧及豆製品。多吃蔬菜，不吃動物油脂和肥肉，只吃植物油，少吃油炸（包括油條）、醃製食物和過辣、過鹹及過甜食物。進餐定時，每餐只吃八九分飽，細嚼慢嚥，每天吃1～2個水果，上、下午各飲淡茶或開水兩杯，偶爾在下午也喝一杯咖啡。

除正常飲食外，每天加服維生素A丸（25000國際單位）1粒，維生素B1（10毫克/片）1～2片，B2（5毫克/片）1～2片，B6（10毫克/片）1～2片，維生素C（100毫克/片）3～6片，維生素E（100毫克/片）1～2片，冬天加服扶正固本的人參、黃芪、白朮、大棗等。

4.嗜好和愛好方面

我在50歲以後即戒絕煙酒，一切對身心有害的吃喝玩樂，我堅決不沾染。我從小愛勞動至老不變，一切生活自理，經常做家務事，如室內外衛生清潔，進行家具、房舍小的維修和庭院花木管理等。過去也間或去影院、劇院看戲，去餐館吃飯，寒暑假外出旅遊、爬山，參加各種學術活動。79歲時曾去西南幾省旅遊講學，80歲時到東北講學，90歲出國去朝鮮參加國際學術會議。現在因為年老這些活動都不多參加了。目前所要的只是寧靜淡泊，生活平安，身體健康，在力所能及的條件下，盡可能完成自己的工作計劃，多為人類做些有益的工作。

5.關於疾病預防方面

多年來我都十分重視疾病預防、治病，特別警惕傷風感冒，預防肺炎，除日常飲食起居注意保健外，平時每有不適或疲倦，即臥床休息，多飲開水並及時服藥。在氣節更替、氣溫變化較大時，注意加減衣服，時疫流行及嚴寒酷暑時，出門必戴口罩及手套，不去公共場所，防止虛邪賊風。小病早求醫，大病少焦急。

我一生喜歡勞動，青壯年時期忙於學習和業務，無特殊愛好。50歲以後，業餘喜歡園藝操作，從事種菜、栽花、種樹；60歲以後，注意運動鍛鍊；70歲以後對古典文學漸感興趣，尤喜歡唐、宋詩詞，特別欣賞白居易、陸遊、王維和南唐詩人的著作。興來時也偶爾寫一點詩詞自娛。對國畫欣賞和旅遊也有興趣，每年寒暑假一般外出休息旅遊一次。

我熱愛專業、珍惜時間，對所學的生物化學，畢生全力以赴，鍥而不捨。當我進入40歲時，即深切體會到時間是世界最寶貴的財富，因為成就是時間換來的。光陰易逝，歲月難留，每天學習或工作總在10小時以上，無間寒暑。目前仍每天從事寫作7小時，因為我還有一些工作計劃要做。對於工作，我未感到老之已至，相反，我感到自己在108歲高齡還能著書立說寫文章是幸福和享受。

附錄：養生實踐詩歌

在南京大學老教師學習班總結偶成七絕（1972）

努力作工慎發言，老當益壯永向前。

倘能為人謀一得，「敢將衰朽惜殘年」。

秋日小園晚眺（1973）

胸無妄念似清潭，晚涼天氣倚欄杆。

萬事浮雲隨夢斷，千秋功過任衰殘。

莫教毀譽催頭白，且學禪宗聽自然。

籬邊尚有黃花在，不負秋光看遠山。

十上黃山（1991）

老來遊興尚未衰，五嶽四山猶掛懷。

此生偏把黃山愛，不惜衰頹十次來。

小園閒居（1992）

日日堅持作息，朝朝小圃花開。

自甘淡泊自開懷，且吉無憂無礙。

1994年回川探親（重慶開會後返寧，舟過三峽）

三峽真天險，今我復來臨。

誰知十年後，能否有原形。

巫山雲（1994）

縹緲繞山巔，蒼茫雲海間。

下臨百丈峽，神女在那邊。

鑽石婚（1995年元旦欣逢與榮芳夫人六十周年鑽石婚佳節，不能無辭，爰詠七言絕詩一首志慶，兼呈榮芳共玩）

朝夕相依六十年，同舟風雨共辛艱。

白頭偕老應無憾，老來康壽亦地仙。

世紀眞知篇

衰老的先天性原因是遺傳基因，遺傳基因主宰生物的自然壽命（天年）。事實上很多人不能活到100歲以上，達到天年，其原因是由於後天性原因傷害了遺傳基因，妨礙了機體代謝功能。

一、什麼叫衰老

衰老是生物在生命過程中，整個機體的形態、結構和功能逐漸衰退的現象。

生物的機體由細胞所組成，單細胞生物的機體只有一個細胞。細胞的生命是代謝，代謝分合成和分解兩個方面。當細胞的代謝失調，比如說分解大於合成或整個代謝功能下降時，細胞即開始衰老，所以生物的衰老始於細胞。

多細胞生物的細胞有兩種類型：一類是能自我分裂繁殖的，在遺傳規定的限度內，能逐代分裂更新。當細胞分裂達到特定代數時即失去分裂能力而死亡。這類細胞在形態上雖然只見其分裂而不見其衰老，但它們終於必須停止分裂的事實已顯示出它們歷代母系細胞很有可能早已潛在地在逐漸衰老。另一類細胞，如腦細胞、神經細胞（即神經元）是不能分裂的。當它們的代謝功能失調時，就會出現衰老。由於細胞的衰老，導致組織、器官和個體的衰老，最後引起死亡。所以生物的衰老實際上是死亡的前奏。

衰老和死亡是不可抗拒的自然規律，一個人在出生的時候就注定要老、要死。雖然如此，但在一定條件下，衰老的進展速度還是可以放慢的。欲求衰老進程放慢，首先要瞭解衰老的特徵、過程、原因、機制及影響衰老的各種因素，只有掌握了衰老的規律，才有可能採取適當措施，推遲衰老。

二、人體衰老的特徵

人體衰老的特徵是全身逐漸呈現衰頹萎縮現象，其精神面貌明顯地與青壯年不同。

㈠形態的特徵

(1)皮膚鬆弛發皺：老年人由於皮膚水分減少，皮下脂肪逐漸消失，皮膚彈性降低，因而顯得鬆弛和乾燥。同時因皮膚膠原纖維的交鏈鍵增加，引起皮膚的結締組織收縮而使皮膚發皺，在面部尤為顯著，首先在前額和外眼角兩旁出現皺紋，兩眼下眼簾皮膚鬆弛，形成眼袋。

(2)毛髮逐漸灰白和稀少：不少人在40歲時即開始出現頭髮變灰白和頭髮脫落。頭髮變灰白是因頭髮中黑色素減少；毛髮脫落則是由於發根毛囊組織萎縮，頭髮得不到足夠的營養所致。有研究指出，用腦過度的人，頭髮易白，這可能與過度用腦致毛囊萎縮較快、頭髮色素減少有關。

⑶老年斑出現：老年斑是一種脂褐素的色素物質沈積在皮下而形成的。人到50歲以後，由於體內抗過氧化作用的過氧化物歧化酶活力降低，自由基增加（歧化酶能阻止自由基的形成），從而使不飽和脂肪酸被自由基氧化成脂褐素的反應增加，以致產生更多的脂褐素積存在皮下形成黑斑或黑痣。脂褐素是多聚不飽和脂肪酸的過氧化產物丙二醛與蛋白質、核酸等起交聯反應形成的複合物，為褐色脂溶性物質，細胞不能排除，故聚積在細胞內，隨年齡增加而增多，導致細胞的衰老。

⑷齒、骨質變：人到中年以後，由於牙根和牙齦組織萎縮，牙齒就會開始動搖脫落；老年人的骨質變鬆變脆，容易發生骨折。與此同時，一些軟骨變硬，失去彈性，使關節的靈活性降低，脊柱彎曲，以致70歲後老年人的身高一般比青壯年時期減少6～10釐米，不少老人還會發生駝背弓腰。

⑸性腺及肌肉萎縮：人體在40歲以後，內分泌腺，特別是性腺即逐漸退化，使人產生「更年期」的各種症狀，例如女人經期紊亂、發胖；男性發生憂鬱、性亢進、失眠等等。性腺隨年齡增長而退化，使免疫力降低。男性前列腺在60歲以後增大，易引起排尿困難和膀胱病變。

人到50歲後，肌纖維逐漸萎縮，肌肉變硬，肌力衰退，易疲勞和發生腰酸腿痛，腹肌變厚，腰圍變大，動作逐漸變得笨拙遲緩。

(6)血管硬化：老年人的心、腦血管逐漸硬化，這是由於構成血管組織的膠原蛋白變性（交鏈鍵增加）會變硬，使血管的彈性降低，管腔變窄。人的衰老現象首先表現在心臟和腦血管硬化。

(7)肺和支氣管的彈力組織萎縮：老年人的肺泡容易萎縮或消失，形成肺氣腫；支氣管組織的萎縮和彈力減弱，易遭細菌侵襲，發生支氣管炎。

(8)細胞結構的改變：衰老細胞的蛋白質發生改變，細胞質的均一性下降，細胞核內的線粒體減少，細胞膜的酶活力下降等。

(二)功能的特徵

(1)視力、聽力降低：眼和耳的功能隨全身的衰老而下降。下降的速度年齡隨個體而異。一般人在50歲左右開始即會感到「眼花」，需佩戴老花眼鏡，有的人在70～80歲後眼球玻璃體（晶體）變渾濁，發生白內障，聽力開始減退。

(2)記憶力、思維能力逐漸降低：雖然有些老年人在60～70歲，甚至80歲時仍有較強的記憶力和思維能力，仍能積極從事科學研究和著述，或參加政治和社會活動，但大多數人在70歲後記憶力就大大下降，對新近事物容易忘記。這主要是由於老年人的大腦細胞大量死亡的關係。有人估計，成年人每天可能有10萬個腦細胞在死亡。不過也不用過分擔憂腦細胞的減少，因為人體儲備有足夠多的腦細胞，估計一個人有140～150億個腦細胞，足夠一生使用的。還有研究指出，常用腦的人，他們的記憶力和思維能力的衰退都比不常用腦的人慢。

(3)反應遲鈍，行動緩慢，適應力低：老年人由於肌肉萎縮和神經衰弱，故行動遲緩、反應不靈，對環境的適應力也較差。

(4)心、肺功能下降：老年人多因血管硬化、心力衰弱而致心功能逐漸降低。由於肺泡萎縮或肺氣腫使肺功能下降。

(5)代謝功能失調：老年人各種器官功能的下降，皆緣於整個機體的代謝失調。老年人由於酶和激素活力下降，使代謝功能下降並趨於紊亂，因此，不能很好地完成修補和更新過程，在某些情況下，還會引起多種代謝病。

(6)免疫力下降：老年人的免疫力隨年齡而下降，易受病菌侵害，有的還產生自身免疫現象，使自身的抗體失去識辨敵我的能力，傷害自身的細胞。

(7)出現老年病：老年人逐漸出現老年病，如高血壓、心血管病、肺氣腫、支氣管炎、糖尿病、癌腫、前列腺肥大和老年精神病（失眠、憂鬱）等。

上述衰老特徵都是有可能在老年人身上出現的，當然並不是所有的特徵都一定會出現在同一個人身上，一個人身上可能出現一種或一種以上的衰老特徵。而且衰老特徵的出現也有先有後，隨各人的不同情況而異。

三、人體衰老的檢測

人體的衰老程度，從觀察受試人的形態和日常生活活動可以得到一個粗淺概念，但不能取得衰老程度的確切資料。如欲求得一個人衰老情況的比較可靠資料，則須採用生理、生化方法測量人體主要器官的功能。在臨床診斷上比較常用的檢驗衰老的方法有測肺活量，測視力和聽力，以及測心、腎、肝功能等方法。

肺活量的測定資料，可作為受試人的健康和精力的標誌，也可作為衡量個體衰老程度的標誌。老年人的肺活量，一般隨年齡增加而下降。因為老年人肺泡的形態和功能都隨年齡增加而逐漸改變和下降。

老年人的視力和聽力一般也是隨年齡增加而下降的。測量視力和聽力可能幫助鑒定人體的衰老程度。

心功能的測定，一般用心電圖法。從常規心電圖上可以看出受試人的心律及心臟供血量是否正常，在動態心電圖上更可測定受試者在24小時內心臟的活動情況。

腎功能測定法，最普通的是定性檢驗的尿常規，即檢視尿樣有無蛋白質還原糖出現和顯微鏡檢查有無紅細胞及管狀體出現，從而可幫助判斷腎功能是否正常。定量方法有尿素清除試驗（或尿素廓清試驗）測量24小時腎臟排除尿的能力。

此外，在必要時還可測量腦功能和肝功能。腦是主宰人體整個代謝的中樞，肝臟是人體各種代謝的工廠，測定腦、肝的功能，更可說明人體衰老的程度。但由於測量腦、肝功能的手續較繁，一般都少採用。

四、人體的衰老過程

衰老是生命過程中的晚期階段。任何生物都要經過發育、成長、衰老和死亡的連續過程，人體亦不例外。

人的衰老過程可分為發育期（從出生到20歲）、成熟期（20～40歲）、漸衰期（40～60歲）和衰老期（60歲以後）。

人到20歲時，骨骼停止發育，表示已發育完全。20～40歲，人的身心和教育完全成熟，是人生的黃金時代，是邁向事業征途上的極盛時期。從40歲起，人的各種生理機能和精力都開始減退，但還不顯著。到50歲時衰老現象逐漸明顯，但還是一個人在事業上大有作為的時期。一般進入60歲以後則多種衰老特徵逐漸出現，衰老速度加快，各種器官功能顯著下降，視力和聽力的減退尤為顯著，精神面貌顯著衰變。

衰老過程代表人體內部的衰變。個體的衰老始於細胞，細胞的衰老源於其結構及功能的改變；器官的衰老首先表現在神經系統和心血管系統。保護中樞神經系統和心血管系統的功能正常是抗衰老的首要任務。

五、人類的最高壽限

各種生物的自然壽命都有一個相當穩定的極限。這說明生物的自然壽命長短與生物物種在漫長的進化長河中逐漸形成的遺傳特性密切相關。美國海弗利克（Leonard Hayflick）教授用「生物鐘」這個詞來象徵生物壽命與遺傳的關係。他認為生物在一定年限內注定要死，就好像有一個「時鐘」在管制著生命歷程似的，到一定時限生命就要結束。我們現在知道這個「生物鐘」就是存在於染色體上的由DNA組成的遺傳單位基因。

人類自然壽限究竟有幾何，至今還無定論，從已有記載來看，活到100歲以上的老人肯定是有一定數量的。但中國古籍中所載彭祖活了800歲，那顯然是神話。

在討論人類壽命的極限之前，讓我們先瞭解一下各種生物的自然壽命與其成長期有一定關係的自然法則。凡成長期長者，其自然壽命也長。希臘哲學家亞裡士多德（Aristotle）曾認為動物的自然壽命約為其成長期的5～6倍，即人類的天年可能是120歲。法國生物學家布豐

（Buffon 1707～1788）則認為是5～7倍。以365天為一年的現行曆法為標準，結合當前各國大多數居民的終年歲數可以看出，亞裡士多德的估計是比較切合實際的。

表5-1　人類和動物的可能壽限（年）

生物種類	成長期	最大壽限	生物種類	成長期	最大壽限
蜉蝣	—	朝生暮死	鵍鷹		100～120
貓	1.5	8	鯉魚		150
狗	2.0	10～15	龜		175
牛	4.0	20～28	象		150～200
馬	5.0	20～30	梭魚		230～250
駱駝	8.0	40	鱷		300
烏鴉		70	鯨		300～400
鸚鵡		117	人	20～25	100～150

按成長期與壽限的關係推斷，人類的最高壽限有可能達到120～150歲。唐朝白居易詩集中記載參加九老會的李元爽當時已經是136歲了。中國報刊曾報道過新疆英吉縣的吐地沙拉依活了135歲。在阿聯酋有一位名叫穆罕默德·薩利姆·朱馬的男人，終年為147歲，足見人類的最大壽限達到150歲是有可能的。但是由於受多種不利因素的影響，能活到最高壽限的人還是極其有限的。事實上目前活到100歲的人為數

亦不多。根據2006年世界衛生組織公佈的調查結果，日本人的平均壽命最長，男性平均壽命為79歲，女性平均壽命為86歲，超過了其他國家人的平均壽命，居世界之冠。中國人在2006年的平均壽命，男性為70歲，女性為74歲，個別城市如北京、上海和杭州，2004年公佈的統計數位略高於這個平均壽數。北京：男性78.24歲，女性81.51歲；杭州：男性76.68歲，女性81.17歲；上海：男性78.08歲，女性82.48歲。2006年，上海市男女居民的平均壽命已由1981年的73.93歲增加到80.97歲。據印度報紙的報道，現在印度人的平均壽命已從32歲提高到63歲。1985年，《光明日報》報道，巴基斯坦的皮爾·馬阿布德老人活了162歲才去世。由此看來，150歲還不能說是人類的最高壽限，不過這種超高齡人歲數的真實性不是沒有問題的。

從表5-2可看出，不少國家人口的平均壽命均在逐漸增加，這種事實說明人類的平均壽數是可以隨經濟及醫藥衛生條件的改善而增加的。但這種增加不是無限制的，而且是極慢的。長生不老是絕對不能兌現的神話。

應當指出，人類平均壽數的增加，不等於說人類的自然壽限也隨之增加。自然壽限必須是由遺傳基因結構發生變化後，才能改變的。但是人的生長期、成熟期和衰老的時限，在一定範圍內是可以改變的。研究老年學的一個目的就是希望把人類的成熟期和漸衰期的時限延長，使他們在一生中能作出更多的貢獻。

表5-2　部分國家人均壽命

國籍	性別	平均壽命（歲）	國籍	性別	平均壽命（歲）
英國	男 女	68.7,76.6# 68.7,76.6#	希臘	男 女	70.7,79.5# 74.4,78.5#
美國	男 女	68.2,75.2# 75.9,80.4#	加拿大	男 女	69.34*,78# 76.36,83#
德國	男 女	67.7,76# 73.9,82#	日本	男 女	71.16*,79# 76.31,86#
法國	男 女	68.6*,77.1# 76.4,84#	前蘇聯	男 女	64* 74
比利時	男 女	67.6,72.1# 73.9,79.5#	保加利亜	男 女	69.3 73.5
義大利	男 女	68.4,78# 74.0,84#	智利	男 女	58.7,71.98# 64.7,77.93#
瑞士	男 女	70.1,79# 75.8,84#	以色列	男 女	78# 80.4#
瑞典	男 女	71.85,79# 76.54,83#	澳大利亞	男 女	67.5,79# 74.2,84#
荷蘭	男 女	71.0,76.25# 76.6,81.51#	紐西蘭	男 女	61.8,77# 74.2,79#
丹麥	男 女	70.8,74# 75.7,80#	冰島	男 女	73,79# 79.2,83#

本表中不做標記的數字是1972年聯合國公佈的數字；*是從其他來源的1977年數字；#是2007年世界衛生組織公佈的數字。

關於人類最高壽限的問題，還有下列幾點需作補充說明。

(1)有關長壽老人歲數的記載，在缺乏具有生卒年齡記載的戶口名簿或身份證時的調查資料下，其真實性是值得懷疑的。因為由老年人自報或由其親屬代報的生、卒年月，時間久了，很難完全正確。文獻上有一個關於南美洲長壽村老人歲數的調查報告，就是典型的例子。

報載南美洲厄瓜多爾一個人口不到5000的維爾卡巴長壽村，相傳該村很多人活到120～130歲，引起不少人的注意。後來經兩位美國專家在該村4年的調查，結果發現所有號稱活到100歲以上的長壽者沒有一個達到100歲，其實際年齡是75～96歲。其他地區的長壽報道很難說沒有類似的情況。因此，我們對人類壽限問題應特別慎重。

(2)人類壽限與地區有一定關係。不同國家居民的壽限不盡相同，就是同一國家的不同區域，其居民的壽限也不一致。從目前已有的資料來看，日本、瑞士、愛爾蘭、加拿大、西班牙、冰島等國的長壽人數都較多。在同一國家內，有的地區居民的壽限特別高。中國廣西的巴馬瑤族自治縣和新疆、俄羅斯的高加索、巴基斯坦的罕薩、希臘的克裡特島、厄瓜多爾的維爾卡巴村都是舉世聞名的長壽地區。這些長壽地區居民的長壽必然與其種族、環境、水土、氣候、食物和生活習慣等的特殊性有關。長壽地區大都在山區，空氣、水土無污染，無噪音及其他公害，飲食新鮮，日出而作，日沒而息，知足常樂，生活單純、寧靜，無精神壓力，心情愉快，故能長壽。

(3)女人壽限比男人高這一事實，至今還是個不解之謎。男女生理和心理上的差異、性激素的不同，可能是男女壽限差異的原因。此外，女人秉性比較溫和，勞動強度一般較輕，精神壓力較小，也許也是其有較長壽限的原因。

六、衰老的原因

生殖、生長、衰老和死亡是一切生物必須遵守的自然法則。什麼因素引起衰老，這是一個極為複雜的問題，曾引起眾多生物學家的興趣和探討。「因」是對「果」而言，一種因產生一定的果。一切直接或間接引起生物衰老的因素是衰老的原因。根據生物種族世代的遺傳規律、生命的形式是代謝及生命存在於活細胞這三條生物學基本原理，參考近代衰老生物學研究的結果，作者認為生物衰老的原因可分為先天性原因和後天性原因兩類。

衰老的先天性原因是遺傳基因。每種生物都有很多基因（人類約有10萬個基因），其中某些基因是決定每種生物的壽命（天年）及導致生物衰老過程的主宰者，是衰老的主要原因。

衰老的後天性原因是指遺傳基因以外的一切可以使基因突變及可導致代謝異常的因素。

㈠衰老的先天性原因

遺傳基因是決定生物壽命及主導生物衰老過程的主要原因，其化學本質是DNA（脫氧核糖核酸）片段組成的遺傳單位，絕大部分存在於細胞核內的染色體上，一小部分存在於粒線體的DNA上。

遺傳基因的種類不止一種，隨著實驗的深入，遺傳基因的種類在不斷增多，就其在染色體上的位置而言，新發現的有端粒（或稱端區）DNA基因，位於真核細胞的染色體末端，由DNA蛋白質構成。線粒體DNA基因存在於線粒體上。

端粒DNA基因的作用是維持線粒體的穩定，防止染色體降解。線粒體DNA基因與生物的壽命有關。染色體DNA基因主管全部生命遺傳信息，它的任何變化，均將影響遺傳信息的調控和表達，從而影響生物的生殖、發育和衰老。

在上述端粒DNA基因、線粒體DNA基因和染色體DNA基因之外，還有實驗指出：在不同生物細胞中存在增殖基因、衰老基因、凋亡基因和長壽基因。1995年3位諾貝爾生理及醫學獎的獲得者美國人劉易斯（E、B、Lewis）、韋斯昌斯（E、F、Weischaus）與德國人努斯萊-沃爾哈德（C、Nusslein-Volhard）在1995年前已鑒定了12種以上指導早期胚胎發育過程的基因。劉易斯還發現，一旦果蠅胚胎開始劃分體節，基因就迅速指引這些體節變成器官。

生殖基因即主管生殖和生長的基因，生長激素（GH）即為生殖基因的表達產物。

衰老基因存在於衰老細胞內，它能使各種細胞的代謝功能減退，導致衰老。

凋亡基因存在於某些老人的凋亡細胞中。衰老基因與凋亡基因都可導致生物衰老，但本質上有所不同，因為它們的表達蛋白質不相同。衰老基因的表達蛋白質為TP60，而凋亡基因的表達蛋白質為TP30（TP為終末蛋白的縮寫）。在功能上，衰老基因是按程式使細胞代謝功能降低，而凋亡基因的作用則是通過啟動核酸內切酶使染色體DNA裂解，從而使神經元數目減少，結果可以導致老年癡呆症（AD）。

有人認為老年癡呆病基因為AD基因。

AD基因與凋亡基因雖然都可使神經元損失，但它們的表達蛋白質是不相同的，AD基因的表達蛋白質為β-澱粉蛋白，而凋亡基因的表達蛋白質為TP30，在本質上是有區別的。

長壽基因是近年在真菌、昆蟲及哺乳動物中發現的。有人在果蠅體中發現了一種能延長果蠅壽命的因數。在果蠅衰老時，這種長壽因數的活性下降，如果將這種長壽因數轉化到生殖細胞，使其長壽因數增多，即可使培育所得的新品種果蠅的壽命延長40%。新近美國洛克菲勒大學科學家發現了長壽基因APOE2，它可防止早期老年性癡呆症和心臟疾病的發生。還有作者在真菌和蠕蟲體中發現超氧化物歧化酶（SOD）與長壽有關，由於SOD是蛋白質，顯然是某種長壽基因的表達產物，因而進一步提出了長壽基因的存在。

基因的結構在衰老過程中一直在變化，多種內外在因素都可使DNA裂解或突變，從而使基因結構隨之改變。

兩種基因雜交或用遺傳工程方法使基因重組，即可得到與親體不同的新生基因，也可用化學修飾法使基因結構改變。

基因可以複製產生與親代相同的基因，基因的損傷也可自行修復。

基因的作用機制，我們所知的還很有限，在生殖、發育和衰老過程中，不同基因在特定的調控機構控制下對生命過程起特定的作用。在發育時期，細胞核內可能有某種啟動因數使基因組內的增殖基因開放，其表達產物能使細胞增殖和發育。當生物成長後，生殖基因關閉，基因組內的衰老基因開放，其表達產物使細胞代謝失調，發生衰老。

新近有實驗指出，衰老細胞產生一種能抑制DNA合成的因數，這種抑制因數存在於衰老的細胞膜上，其化學本質是一種糖蛋白。這提示我們，控制衰老遺傳程式的終點是從產生抑制DNA合成這種糖蛋白質時開始的。

是什麼機構在調控基因的各種活動呢？過去，生物學家形象化地設想生物體內有「生物鐘」管理基因在生命衰老過程中的運轉。「生物鐘」的實質是什麼，位於機體的什麼部位，人體中有多少「生物鐘」，都還是一個謎。

總而言之，目前有關基因種類、結構和作用機制與生物衰老關係的觀點，不少是設想的和推論的，需要更多的實驗證據才能將遺傳基因與生物衰老的複雜關係揭示得更為明確。

遺傳因素對人類自然壽命的影響是肯定的。根據作者本人的調查結果，長壽者其父母亦多長壽，在被調查的70歲以上的健康老人中，有80%的老人的父母終年都在70歲以上，這進一步說明遺傳對人的衰老和壽命影響的直接關係。

㈡衰老的後天性原因

衰老的後天性原因指遺傳基因以外的一切可引起基因結構突變、裂解、傷害及可直接或間接引起代謝失調的內、外在因素。

衰老的先天性原因是遺傳基因，遺傳基因主宰生物的自然壽命（天年）。事實上很多人不能活到100歲以上，達到天年，其原因是由於後天性原因傷害了遺傳基因，妨礙了機體代謝功能。

衰老的後天性原因很多，可大致分為：神經精神因素、生理因素、生活習慣因素、環境因素和社會因素等五大類。每類各包含有為數不等的多種亞類（見表6-1）。

1.精神因素對衰老的影響

精神因素是指一個人的思維情緒、精神壓力和刺激等而言。對人來說，神經系統頭等重要。它調節著各個器官的活動，使各個器官之間彼此協調、合作，成為不可分割的整體，它使有機體適應周圍的環境變化，保持代謝運轉正常。

表6-1　衰老的後天性原因

分類	內含因素	分類	內含因素
神經精神	思想不開朗	環境	放射線傷害
	心情抑鬱、悲觀消極		噪音
	情緒波動		溫度
	精神壓力太大		光照
	強大刺激		空氣
生理	神經內分泌失常		水土
	酶功能異常		住房
	免疫性降低	社會	經濟
	生理「三廢」		職業
	自由基傷害		家庭
	細胞失水		社會制度
	生殖細胞丟失		意識形態
	細胞分化		宗教信仰
生活習慣	起居無常		名利權利
	伙食無常		得失毀譽
	營養不良		
	便秘、尿阻和氣塞		
	缺乏運動		
	睡眠不足		
	勞逸不均		
	不良嗜好		

中樞神經系統和周圍神經系統功能正常的人，他的各個器官的功能和代謝即會正常運轉而不致產生疾病和早衰。中

樞神經系統，特別是大腦皮層功能的慢性破壞，必將引起代謝紊亂，從而導致早衰。

關於中樞神經系統功能對衰老的影響，在巴甫洛夫實驗室曾做了一個有趣的實驗。他們將正常狗分為兩組，給以相同的食物和照料，一組狗養成了遵守一定生活制度的條件反射，這些狗的大腦皮層沒有受到負擔過重的刺激，很久都是健康的。對另一組狗，加以刺激，使它們的大腦皮層處於慢性的過度興奮狀態，這些生活在不斷神經緊張情況中的狗，由於大腦皮層長期負擔著力所不及的任務，結果高級神經活動受到破壞，因而害起病來了。它們變得行為乖僻，形態和器官功能都發生異常，儘管飼料充足，它們依然逐漸瘦弱、掉毛，皮膚發生皰疹、癬子和不收口的潰瘍，牙齒壞落，有的還發生了良性或惡性腫瘤，肌肉萎縮，行動軟弱無力。它們易患病，多早死。

將這組已變得衰老的狗，改放在長期安靜的環境中休息，並施以睡眠療法或給予特殊藥物治療，使已減弱了的大腦皮層機制能得到恢復，它們的健康狀況就逐漸好轉，脫落的毛再復生，肌肉變得更有力，能跳過障礙物，恢復了差不多全部神經活動，變得年輕了，又活了許多年。

這兩組狗的實驗，證明了不良精神因素對衰老起到的嚴重影響。過分刺激使大腦皮層長期處於興奮狀態，不斷地擔負著力所不及的過度緊張，就會引起大腦細胞萎縮，使它們在機能上不能勝任調節各器官的任務，讓肌體組織和細胞工程的正常代謝遭到破壞，從而發生病變，提早出現衰老現象。人體也相同，精神過度緊張或長期處於不正常的喜、怒、哀、樂、憂、恐、驚或煩悶抑鬱的情況下，就會破壞中樞神經系統的功能而引起早衰。所以，如欲防止早衰，就首先需要保護神經系統。思想開朗、樂觀積極、情緒穩定和勞逸結合等都是保護神經系統的法寶。

我再舉一位精神病專家的研究結果，進一步說明精神因素對衰老的重要影響。

一個對200多人進行了將近40年的調查報告指出：精神舒暢可使人身體健康，衰老來得較慢。能適應日常的緊張狀態是保持身體健康的一個重要因素。適應能力差的人，得重病或中年夭折的可能性比適應能力好的人大得多。能妥善處理日常緊張事務的人，活到60歲時身體仍健康。但那些處於緊張狀態下，覺得精神壓力很大的人，他們的衰老速度就比前者快得多。在21～46歲這段時期精神最舒暢的59人中，只有3.4%的人得了慢性病或在53歲時死亡。而在48名精神壓力最大的人當中，就有37.5%的人得了重病，或在53歲時死亡。那些精神適應能力最差的人分別患了心臟病、癌症、肺氣腫、冠心病和高血壓，有的人甚至想自殺。在思想開朗精神舒暢的那些人當中，只有一人患心臟病。這個研究說明了精神因素對人體衰老的重要影響。

2.生理因素對衰老的影響

生物的自然衰老本身就是一種生理現象，而且是由多種生理作用共同促成的綜合生理現象。人的一生是在複雜環境中度過的，遺傳為每個人安排的自然衰老過程，不可能不受多種內外因素的影響，因此，每一個人的衰老過程，嚴格地說已經不是自然衰老的過程了。影響衰老的生理因素，是指人身體中固有的遺傳、神經一內分泌、酶、免疫、消化殘渣和代謝廢物等等因素。有關遺傳因素對衰老的影響，在前面衰老的先天性原因中已作了闡述，現在讓我們看看其他生理因素對人體衰老有什麼影響。

⑴神經一內分泌因素：神經系統對衰老的調節作用前面已經講過了，現在要講的是神經系統與內分泌在機體衰老的過程中所起的作用。人體是多器官生物，一個器官或一個系統的功能往往同時受其他器官或系統的調控，神經系統、內分泌系統和體液系統（淋巴和血液）在這方

面發揮了最重要的調節作用。各個器官之間的協調主要由神經與激素來調控。人體各器官所受的刺激由神經節傳遞給大腦，大腦對不同刺激的反應，又由神經傳到各靶器官。大腦對各器官的協調，主要通過控制下丘腦激素的分泌，再由下丘腦激素控制腦垂體各種激素的分泌，後者再控制周圍激素的分泌，周圍激素再控制它們各自的靶器官或組織。神經—內分泌機能不正常，例如大腦皮層功能紊亂，即會使整個內分泌系統失調，嚴重地妨礙生命過程。內分泌腺體分泌功能過高或過低都會影響到機體的衰老，這種例子在醫學上很多，最常見的例子如甲狀腺分泌過多會使患者的基礎代謝增高，使其早衰；胰島素分泌不足，會導致糖尿病也是衰老的象徵之一。

(2)酶的因素：酶是機體代謝反應的催化劑，老年人的許多重要酶活力和代謝反應都隨年齡增高而下降，這說明酶的活力降低。究竟是酶活力降低引起衰老，還是衰老引起酶活力降低？這一問題，頗難解答。因為這兩者都是由酶推動，酶的活性降低，代謝反應必然隨之降低，衰老是由代謝功能下降而引起的，由此可見，衰老有可能是由酶活力下降引起的。

⑶免疫因素：人體的免疫力隨年齡增加而減退，這主要是由於胸腺隨年齡增加而逐漸萎縮所引起。胸腺是位於人體上胸部的小腺體，人在14歲左右性成熟時期胸腺發育到最大限度，隨後，胸腺的體積和功能即逐漸減退，到50歲時其重量只有性成熟時的15%。胸腺能分泌一種激素叫胸腺素，其中有的成分能促進具有免疫性能的T淋巴細胞的成熟。在免疫現象中還有一種現象叫自身免疫。所謂自身免疫，就是指B淋巴細胞分裂時，由於遺傳物質DNA的突變而產生了不分敵我的抗體，破壞人體自身的細胞；此外，T淋巴細胞也會不分敵我地攻擊人體自身的細胞。老年人的自身免疫現象的出現，是導致機體衰老的因素之一，但不是衰老的唯一因素，衰老的根本原因是遺傳因素。

⑷生理「三廢」因素：這是指食物在機體內經消化和代謝產生的廢氣、廢水（尿）和廢渣（糞）對衰老的影響而言。食物在腸道內消化後，其營養成分被吸收入血液，剩下的殘渣如不按期排出體外，在大腸內受細菌作用腐敗產生的產物有氣體、酸褐素和自由基等，氨基酸產生的氨類、酮酸等也都是有毒性的。這些東西如不經體內的生理解毒機制轉變為無毒物質及由呼吸系統（肺）和

排泄系統（腎和皮膚）排出體外，而留在血液中，就會妨礙機體的代謝功能，從而導致衰老和多種疾病。所以人體要保持健康，必須經常保持大小便及呼吸正常以清除生理的「三廢」。

⑸自由基因素：自由基是指帶有未配對電子的原子、離子或化學基，通常在原子、離子或化學基上加上一個「·」作為有關自由基的標誌，例如分子氧的式子為O，而自由基氧的式子則為O2-；同樣，H自由基的式子為·H，羥自由基的式子為OH-。

自由基帶有未配對的電子，故性質活潑，具有較高的反應性，在體內能引起超氧化、交聯和裂變，使細胞DNA，特別是線粒體DNA的結構遭到破壞，是生物衰老的主要原因之一。

細胞記憶體在的O2-及OH-自由基主要來自細胞的氧化作用，在細胞氧化還原呼吸鏈過程中即產生O2-自由基。OH-自由基主要由O2-直接衍生。其反應是自由基O2-先經歧化反應還原成HO，後者在有廢金屬離子存在下轉化為OH-。此外，機體細胞中的水受電離輻射（X或γ射線）時也產生羥自由基OH-O。

人體記憶體在有自由基防禦系統，主要為超氧化物歧化酶（SOD）及過氧化物酶。這兩種酶可以清除自由基，老年人細胞中的抗自由基酶活性降低，自由基的危害性即顯著增強。抗氧化的維生素C及E也有抗自由基的作用。

(6)細胞失水：最近巴基斯坦有一位元生物學家認為機體水平衡失調，亦是衰老的原因之一。水是一切酶促代謝反應必需的介質，也是保持活細胞原生質膠態的主要成分。水又是各種體液（主要為血、尿、汗）的組分，成為傳遞營養物、代謝產物及其他多種生理介質的傳遞媒介。機體如失水，或水平衡失調，代謝即會發生障礙而導致各種生理異常，發生衰老，可以說沒有水就沒有生命。

(7)生殖細胞丟失：鑒於生物中有種深海硬頭鱒魚在生殖期到江口上游淡水中產卵後即死亡，以及鱗翅目昆蟲成蟲大都是在交尾產卵後即死的事實，昆蟲學家蔣松柏認為這兩種生物的死亡，可能與在生殖活動中丟失了生殖細胞有關。他的論點是：衰老實際上是生物的新陳代謝發生了不可逆的衰減現象。代謝機能完善的個體是不發生衰老的，例如單細胞生物變形蟲的代謝機能是全能的，它在適宜的條件下是不會衰老的；高等動物機體的組織細胞在分化中丟失了代謝的全能性，使整體代謝成為缺陷型，代謝全能的生殖細胞可以補償機體組織細胞的缺失。當生殖細胞的丟失組織細胞的代謝得不到補償時即易衰老。動物的衰老都發生在性成熟後，生物丟失生殖細胞的行為也是在性成熟後開始，說明這兩種現象可能有因果關係。布龍（Brown Biquard）認為睾丸分泌物的消耗會引起衰老。生殖細胞丟失論與中醫的保精固本，益壽延年的養生觀是十分吻合的。

(8)細胞分化：細胞分化發展成不同組織時，需消耗大量能量。提供能量的反應是細胞的呼吸鏈反應。呼吸鏈產生能量時，同時釋放出活性氧，後者經單電子還原產生氧自由基，引起線粒損傷，導致衰老。

3.生活習慣對衰老的影響

一般人認為日常生活瑣事無足輕重，往往任其自流，不加檢點，殊不知人一生的榮譽、事業、幸福和生命都與自己的行為瑣事息息相關。如日常生活習慣經常違背生理的自然規律，就容易導致機體代謝紊亂，加速衰老進程。

(1)起居無常：這是指作息而言。在生命過程中，人體各種器官時時刻刻都在神經、激素及其他調控機構管理之下有節奏地運轉。調控器官運轉的機構是什麼呢？生物學家中有人形象化地說是生物體記憶體在有「生物鐘」，在執行調節任務。所謂生物鐘，其實質就是神經、激素及其他一些有調控功能的化學物質。人體記憶體在的生物鐘顯然有主要的和次要的兩類，不止一個。中樞神經系統，必然是主要的生物鐘，其他各種調節機構為次要的生物鐘。

人的生活作息為什麼必須有規律？主要理由是，機體各器官的運轉都需耗能量，當各器官的運轉形成習慣性的條件反射後，完成等量工作所需耗的能量就比未習慣時所需的少，器官的磨損亦較少，其代謝功能的減退也小，衰老速度也相應放慢。如果個體的生活節奏被打亂，則各器官不能適應，即會破壞機體各器官之間的協調共濟，失去內在平衡，導致代謝紊亂，加快衰老。

(2)飲食無節：我們強調飲食有節，用餐定時定量，細嚼慢嚥，不暴飲暴食和不貪食、偏食。定時定量使胃腸消化功能形成條件反射，正常運轉，免受傷害；細嚼可幫助消化，減少胃腸負擔；慢嚥可預防食物誤入氣管；不暴飲暴食和貪食，以免打亂胃腸的習慣運轉；勿偏食以收營養互補之效，避免營養缺乏。進餐時保持心情舒暢愉快，可以收到欣賞食物，促進消化，提高營養效益的效果。凡此種種，如能持之以恒，即有助於推遲衰老，祛病延年。中醫的養生方法，強調飲食有節，與我們所講的食物保健防衰是不謀而合的。

(3)營養不良：飲食是生命的物質基礎，食物營養成分中的糖、脂和蛋白質三類物質既是細胞的組成成分，又是生命活動所需能量的能源，維生素和必要的礦物質元素為調節生理功能所必需。人體每人每日的膳食，必須做到合理營養，才能收到保健防衰的作用。

所謂合理營養有兩個內容：一個是膳食的結構必須能滿足人體生理的需要，這包含組成膳食的主食副食品種，每天所吃食物的總發熱量，以及膳食的發熱營養素（糖、脂、蛋白質）的比例和各種維生素礦物質的含量等。另一個是膳食的烹調保存、用餐時間、情緒和進食方式等，也都要不違背人的生理常規。

(4)便秘、尿阻和氣塞：排便、排尿和呼氣是人體清除食物消化殘渣、代謝廢物和呼吸廢氣等所謂人體「三廢」的主要渠道，任何一種排泄渠道發生障礙，都會產生嚴重疾病。經常便秘，食物殘渣在大腸內被細菌作用產生有毒的腐敗產物進入血流，就會引起全身性疾病；排尿不暢，使體內有毒代謝產物積存於血液中就會引起尿中毒；代謝廢氣二氧化碳等不及時呼出，就會引起血液酸堿平衡紊亂，產生多種代謝疾病。

⑸缺乏適當運動：流水不腐，戶樞不蠹，生命在於運動。人體經常進行適當體力勞動或運動活動，則血液流通，代謝正常，免疫力強，病不能生，可益壽延年。但運動鍛鍊必須適合於自身的需要，有節有恒，過與不及均屬有害。

⑹睡眠不足：人體各器官不停地運轉，需要能量，同時各器官本身也不斷在磨損，這些生命活動所需的能量需要補充，器官的損壞需要修復。補充能量需要食物營養，器官修復需要休息。睡眠是器官和整個機體休息的最好方法，因為睡眠可減少能量消耗和給器官修復傷害的時間。此外，睡眠還可增加免疫細胞（指自然殺手細胞，簡稱NK細胞）。睡眠能消除疲勞，提高工作效率。如果長期睡眠不足，則不僅精神疲憊、免疫力降低，而且易患疾病，早衰早老。

⑺勞逸不均：人體須有勞有逸，精神須有張有弛，則身體運轉正常，精神矍鑠，工作效率高。若勞逸不均，則器官的運動規律被打亂，生物鐘失靈，各器官組織之間的

聯繫、平衡被打亂，能量供應和傷害修復不能正常進行，代謝功能失調，衰老進程隨之加速。

(8)不良嗜好：嗜好與愛好雖然同是喜愛某一事物，但喜愛的程度深淺有所不同。對某一事的特別愛好，以至成癖時，則叫嗜好，如賞花、飲茶、打牌、下棋之適當愛好，不但無害，還可能對身心有益。但如果偏愛成癖則有害，至於吸煙、吸毒、酗酒、嫖、賭，以及其他一切不良嗜好均為惡性嗜好，沈湎於任何惡性嗜好中，不知自拔，則不僅對自身健康有害，甚至犯法，更有甚者導致身敗名裂，傾家蕩產，家破人亡。

4.環境因素對衰老的影響

直接或間接影響人體衰老的環境因素很多，下面進行扼要的討論。

(1)放射性物質和毒物：細胞核的DNA結構經放射性物質侵害後，會使細胞失去修復能力，而引起衰老，更可能引起細胞突變，產生一系列的惡果，癌腫就是其中之一。由於某些因素，大氣和水土不斷受到放射性微塵的污染，因此，人體每天都在不知不覺地接受放射性的侵害，導致壽命縮短。

毒物（包括化學毒品）對人的危害隨工業發達而日益嚴重，工業的廢氣、廢水不斷向空氣及河流中傾瀉；農藥的廣泛使用，使水土不斷受到污染；城市機動車日益增多，廢氣污染日益嚴重，人類的健康和壽命受到嚴重威脅，中毒事件和癌腫的發病率不斷上升。目前醫院所用的人體正常生理指標，如血紅素及血沈數值的降低都直接、間接與放射性物質和毒物有關，有的毒物能抑制酶的活性，有的能破壞細胞的結構。化學製品中很多都是有毒的，氰類化合物、含汞化合物、有機磷化合物、亞硝酸鹽類和一切有機溶劑等的毒性是一般人所熟知的。新近美國有人發現一種名為亞硝基脲乙酯的化學品在老鼠身上引起的基因突變率相當於大劑量X射線所能引起的5倍。這表明有些化學製品能嚴重地損害人及動物遺傳基因，而導致無窮的危害。

(2)雜訊：雜訊能危害人的中樞神經系統。越來越多的跡象表明，雜訊嘈雜的社會，不斷在「殺害」我們當中的一些人。實驗證明大鼠受雜訊干擾3個月（每天干擾12小時）以後，它們心臟的結締組織變得異常，有的發生癌腫。有實驗證明，一家工廠的雜訊量達95分貝時，工人的舒張壓普遍上升。

(3)溫度：人的生活環境以20℃為理想氣溫，過高或過低都會影響代謝反應。熱帶居民發育和性成熟期一般比寒帶和溫帶居民早，其衰老期的到來也較早。在高溫環境中工作的人，其基礎代謝一般也偏高，因而也易衰老。長壽老人多生活在氣溫較低的山區。這些現象是符合生理規律的，因為在氣溫高的地區生活的人基礎代謝較高，發育較快，故其衰老期到來也較早，最長壽限一般也相應縮短。

(4)陽光：陽光是人類生活和生存所必需的因素，這是大家所熟知的，不過人體過多地暴露在陽光下會受到紫外線的照射，從而受到一種放射性的傷害，破壞DNA的結構或引起DNA突變，結果產生不良後果。夏天的陽光很強，應適當防止紫外線傷害，過度的日光浴不但無益，反而對皮膚及眼睛有害，這是值得注意的。

(5)空氣：人的生活需要新鮮空氣，空氣中的氧是人體內生物氧化作用必需的，體內的物質代謝，包括由飲食吃進的糖類、脂類和蛋白質類的分解代謝，都需要有氧參加才能完成其代謝過程，產生能量，維持生命。人體的呼吸作用就是吸進氧和呼出二氧化碳。任何被污染的空氣都不利於新陳代謝的正常運轉，空氣中的二氧化碳不能過高，氣壓也不能太高或太低。

(6)水土：與空氣一樣，水土的質量也與人體健康有密切關係。凡被污染的水土，例如被農藥、細菌及工廠廢渣、廢水污染的水土，不僅其水源不適合於人及牲畜飲用，生長在這種被污染水土上的動植物亦必然含有毒素，不宜食用。否則會使人致病，導致早衰，縮短壽命。

(7)居住條件：住屋的位置應盡可能在空氣、水土和衛生條件較好的區域，居住在缺乏某些生理必需元素地區的人，要適當補充和防範這些元素（如碘、硒等）的缺乏。在含放射性物質地區工作和生活的人，應注意事先做好預防工作。房屋要光線充足，空氣流通，隔熱防凍也要注意。

(8)飲食：一切被放射性物質、化學物質或病菌污染的食物和腐敗了的食物都對人體有害，應嚴加注意。

5.社會因素對衰老的影響

人是社會的動物，無時無刻不受社會因素的影響，經濟、家庭、社會制度、職業、宗教信仰、意識形態、名利、毀譽，以及一切人與人之間的緊張關係，隨時隨地都會給人以不同的刺激，使人處於「百憂感其心，萬事勞其形」的情形中。大腦皮層首先受到各種各樣的衝擊，其次是各項生理功能，主要是各種器官的功能受到不同的影響。當此之時，只有思想開朗、樂觀積極的人，才能應付自如，保持平衡心理，維護身體的內在平衡，使代謝運轉正常和器官功能正常，得享天年，否則必將百病叢生，早衰早死。就一般而論，經濟因素特別重要。據社會調查結果，一般生活條件較好的人，大多數壽命較長。但也有一些人，雖然經濟條件不差，物質生活良好，但由於胸襟狹窄、得失心太重，往往不能正確對待各種逆境，而陷於憂鬱苦悶之中不能自拔，結果使生理功能發生障礙，最終早衰早死。更有些人貪得無厭，放縱肆欲，吸煙、酗酒、淫亂、賭博、飲食無度、勞逸不均，不重視養生規律，或明知故犯違反自然法則，其結果亦難長壽。

七、衰老的機制

衰老機制與衰老原因有是區別的。衰老的原因是指導致衰老的因素，而衰老的機制則是指在衰老過程中的反應順序。上面所述的各種衰老原因已將生物衰老的基本原因和次要原因分別作了闡明。本節將解釋生物衰老的機制。根據生物學和生物化學的基本原理，作者認為對生物的衰老機制作出合理的解釋是完全可能而且必要的。

生物學有三個基本事實可作為討論衰老機制的依據。

⑴最低級生物的機體只是一個細胞，多細胞生物的機體則由多個細胞所組成。積細胞而成組織，由不同組織而成器官，由不同器官而成個體。細胞是生物機體的基本單位，必須先有細胞的生命才可能有個體的生命。

⑵生命的象徵是代謝。一個活細胞之所以異於死細胞，就是因為活細胞能進行新陳代謝。細胞的正常更新、機體的正常發育和正常功能，都依賴於細胞代謝的正常運轉。細胞代謝發生紊亂就會導致細胞衰老。細胞的衰老導致組織、器官和個體的衰老，產生一系列的連鎖反

應。當機體各種關鍵性細胞的代謝功能逐漸降低到一定限度時，即會發生死亡。

(3)生物的形態、個性和天然壽命（限）都取決於各自的先天遺傳特性，這是近代分子遺傳學和細胞衰老學已經證實了的事實。不受有害因素影響的正常生物，其生理性壽限應當是按照遺傳基因所安排的程式逐步進行的。

根據上述生物學的三個基本事實，以及參考有關衰老研究的成果，筆者提出一個「代謝失調說」來解釋生物的衰老機制。筆者的論點是：生物的衰老是由遺傳所安排，而衰老的機制，則由代謝來表達。衰老始於細胞，細胞的衰老是由於代謝失調。細胞的代謝失調，則是由於內外在不良因素的影響而使其結構發生改變引起的。遺傳是決定一切生物自然壽命（即生理性衰老）的第一性因素，而代謝則是表達衰老過程中的反應順序或作用機制的。當活體的關鍵性細胞工程的代謝機能運轉正常時，機體（或細胞）的衰老即按遺傳規定的速度進行，達到應有的天然壽限（或天年）而死；如果受有害因素（不管是內在的還是外在的）影響而妨礙了細胞的代謝機能時，則細胞的代謝即會發生異常，衰老進程隨之加快，於是導致早衰。即使不受顯著有害因素影響的生理性衰老，其細胞的代謝機能亦仍然是照遺傳安排的程式逐漸失調。因此，可以說，在遺傳安排的基礎上的細胞代謝機能失調，是生物機體產生衰老的機制。這一論點在生理學、生物化學、病理學和臨床醫學上都有充分的證據。

八、衰老學說

衰老是一種複雜的綜合現象。引起衰老的原因很多，每種原因對細胞代謝的影響方式各異，而且研究人員往往將衰老的原因與機制混為一談，各人從自己的研究角度出發對衰老現象的產生得出不同的解釋，結果形成眾多的衰老學說，本章分別加以闡述。

㈠中毒學說

中毒學說是解釋衰老現象比較早的學說，包括大腸中毒說和代謝中毒說。

大腸中毒說：最初是梅契尼可夫（И.И.Мечников）提出的。他認為，食物在大腸內經細菌作用產生的毒素被吸收到血液後，會使人體慢性中毒而引起衰老。他建議用酸牛奶以抑制腸道細菌，從而減少食物在大腸內的腐敗作用。

代謝中毒說：代謝中毒是科雷爾（A.Correl）首先提出

的。他認為機體中由代謝產生的有害物質（例如胺、酮體、脂褐素、二氧化碳等）在組織內累積過多也會阻抑代謝反應，使機體中毒，導致衰老。

中毒學說雖然較老，但迄今仍有其一定意義。在我們這個社會裡，食物中毒與農藥中毒是常見的事實。不管何種毒物（包括消化產物、代謝產物及其他毒物），在機體內積累到一定分量時就必然會妨礙細胞的正常代謝，輕者導致疾病，重則發生死亡。機體慢性中毒顯然可以引起衰老，這是不應有問題的。

㈡傷害學說

傷害學說，又稱磨損學說。其要點是：生物機體的衰老是由於各器官因生活需要的運轉逐漸受到磨損傷害而引起的。人的器官與機器的部件一樣，經常運轉，必遭損耗，而且代謝產物中的有害物質（如超氧化合物、脂褐素等等）亦經常使細胞受到傷害，從而妨礙代謝，導致衰老。蘭德（K.Nandy）認為大腦細胞的數目隨年齡的增長而逐漸減少，可能是由於大腦細胞受到血液中的有害物質傷害的結果。近代的自由基學說指出的，自由基對細胞及線粒體

DNA的傷害，給老的傷害學說提供了有力的支援。

㈢免疫學說

免疫學說是說人體的衰老是由於機體自身的免疫力（抗病力）下降，從而易受病菌侵害，導致機體衰老。

免疫學說分免疫機能減退及自身免疫兩種。

免疫機能減退說：人體胸腺是產生免疫能力的基地，胸腺隨年齡增長而退化，免疫能力即相應降低。注射胸腺素可促進幼年小鼠脾臟T淋巴細胞成熟，睡眠可促進免疫細胞的產生。老年人免疫力的下降可能由於淋巴因數的基因表達發生了改變。

自身免疫說：自身免疫是指機體自身的抗原產生敵我不分對自身有害抗體的作用。照免疫學常規，正常人體血液中的抗體（淋巴細胞）能識別外來的異物並殲滅之，達到免疫效果。但老年人的自身免疫反應比年輕人有所增加，這說明自身免疫反應與促進衰老有關。

㈣內分泌功能失調學說

內分泌功能失調學說有內分泌功能異常及神經—內分泌功能紊亂兩個方面。

內分泌功能異常：內分泌激素是代謝的重要試劑之一，分泌過多過少都妨礙代謝，對機體有害。內分泌功能減退或亢進會導致代謝異常，引起有關疾病。例如甲狀腺素分泌不足即會引起基礎代謝降低、精神萎靡、行動遲緩;反之，分泌亢進會引起神經緊張、失眠、心跳加快、身體消瘦等。兩者都會引起早衰。其他激素分泌也同樣不能過高或過低，尤其是胸腺及性腺功能減退與早衰有更顯著關係。

神經—內分泌功能紊亂：內分泌作用與神經系統關係密切。芬奇（C.E.Finch）等認為腦是內分泌引起衰老的中樞。神經—內分泌系統（即丘腦下部與腦垂體組成的體系）對調控周圍內分泌特別重要。大腦可調控丘腦激素的釋放和抑制，丘腦激素可以抑制和促進腦垂體激素的分泌，垂體激素控制其他週邊內分泌腺體，從而調節代謝。因此，人們認為神經—內分泌與人體衰老的關係十分密切。

㈤交聯學說

交聯學說是由比約克斯坦（J.Bjorkstein）首先提出的，後經費札爾（F.Verzar）加以發展。其主要論點為：組織膠原蛋白的共價交聯鍵隨年齡增長而增加，膠原蛋白的不溶性也隨之增加，這種不溶性膠原蛋白在組織中累積過多時會使細胞和組織的功能下降。在形態方面則表現為組織失水、皮膚發皺、骨骼脆性增加、眼球水晶體發生物理性改變等。DNA與蛋白質的交聯可降低DNA的活性。

㈥細胞質蛋白質變性和細胞質膠態破壞學說

個體衰老是細胞、組織和器官衰老的總和，個體衰老緣於細胞的衰老，細胞的衰老則是細胞結構改變的結果。細胞質的膠態是細胞生命的必需條件，原生質的膠態被破壞，細胞的代謝即終止，生命即同時結束。細胞質蛋白質變性是破壞細胞質膠態的主要原因。早在20世紀30年代就有人提出：細胞質膠態被破壞或蛋白質變性會導致細胞衰老，因為酶蛋白活性下降，代謝功能相應下降。

㈦營養缺乏學說

營養素為代謝的物質基礎，不合理的營養，顯然是造成人體衰老的重要原因之一。人類如欲保持健康，推遲衰老，每天必須從飲食中取得適合身體需要的各種營養素。但是引起衰老的因素很多，營養缺乏只是引起衰老的因素之一，而不是唯一的因素。

㈧細胞分裂受阻學說

正常動物體細胞的分裂次數都有一個極限。1990年有人發現在衰老的人二倍體成纖維細胞中存在一種DNA合成抑制因數，1993年有人從纖維細胞中提得了含糖膠的這種因數，其作用能抑制細胞分裂，並隨年齡增長而增加，被認為與細胞衰老有關。近年來，這種假說備受注目。

㈨自由基學說

最早提出自由基導致衰老的人為哈爾曼

（D.Harman），經過後人的發展，成為當今重要的衰老學說之一。其主要論點認為人體細胞不斷受自由基攻擊而造成永久性傷害，使組織細胞失去正常運作功能，因而開始出現老化，簡單地說：自由基（Free Radicals）就是一個失去一個週邊電子的氧分子，這種分子極不穩定，它隨時都會搶奪另一個穩定的健康分子的週邊電子，這就促成了更多的自由基反應，造成對身體細胞的損害，老化也就由此產生。

自由基學說是當今衰老問題研究人員一致公認的衰老學說中的一個重要學說，筆者認為：自由基學說是從傷害學說深入一步研究發展的結果，確有重要性，但不能說自由基傷害是生物衰老的唯一原因，因為還有很多其他因素，特別是放射性物質、病毒等同樣都能引起DNA的傷害，從而導致衰老。

㈩遺傳學說

遺傳學說是生物衰老學說中最重要的學說。根據近代分子水平的研究結果，已肯定遺傳基因是主宰生物衰老及自然壽限的先天性原因。

目前有關衰老的遺傳學說有遺傳控制程式論、遺傳信息傳遞錯誤積累和密碼限制論三種。

遺傳控制程式論是目前多數研究結果支援的學說。其論點是：生物的衰老過程和最高壽限是由遺傳基因安排和控制的，這些控制機制隨生物年齡增長而減弱，從而導致衰老過程隨年齡增長而增加。這一學說是由海弗克（L.Hayflick）的「生物鐘」學說演變出來的。

遺傳信息傳遞錯誤論又稱大分子合成錯誤論。該理論認為：在蛋白質生物合成過程中的轉錄和翻譯過程都會發生錯誤，從而導致產生錯誤的蛋白質。這些錯誤蛋白質中有的容易被轉化掉不致為害，但那些不易被轉化的錯誤蛋白質停留在體內，隨著機體的生長，逐漸累積增多，當累積到一定水平時，細胞的代謝即會大幅度降低，從而導致機體的不斷衰老。最近的研究發現，氧自由基能破壞成熟的mRNA進入轉運機制，使非成熟的mRNA在胞質中出現，可能導致蛋白質合成的質和量的改變，為這一學說提供了支援。

遺傳密碼限制論的論點是：有的氨基酸有一個以上的密碼子，例如絲氨酸有6個密碼子，青年人或年輕的動物能使用6個密碼子中的任何一個來合成含絲氨酸的蛋白質，而老年人只能使用6個密碼子中的一部分，不能合成人體所需的蛋白質，從而使細胞衰老。

(十一)內在平衡破壞學說

內在平衡又稱內環境恒定。內在平衡破壞論的要點是：正常人機體各個器官的功能是互有聯繫而又相互協調的，各器官之間的協調聯繫必須保持穩定平衡才能正常運轉，取得健康。例如，心臟的功能就需要與神經系統和內分泌系統取得協調和穩定。整個機體代謝功能的正常運轉，就需要主要器官功能正常，體內各器官之間的關係都需保持平衡和穩定。內在平衡的破壞，就會影響整個機體的代謝，從而發生衰老和病變。

(十二)代謝失調學說

代謝失調學說是筆者根據代謝衰老過程中的改變，在1983年南寧老年醫學學術會議上提出的，《中華老年醫學雜誌》（北京）1983年第2卷第1期正式發表。其論點是，生物的衰老是由遺傳所安排，而衰老的機制則由代謝來表達。衰老始於細胞，細胞的衰老起於代謝失調，細胞代謝的失調則由於細胞結構受內外在因素的影響而起了改變。遺傳基因是決定生物的自然壽命的第一性因素，而代謝則是表達衰老過程中的反應作用方式，當活體的關鍵性細胞的代謝機體未受到第二性不利因素的影響，代謝正常時，機體或活細胞的衰老即按遺傳安排的程式進行，達到應有的自然壽命而死。如果受有害因素（不管是內在的或外在的）的影響而妨礙了細胞的代謝機能，則細胞代謝即會發生異常（一般是降低），使衰老進程加快，使機體早衰早死，即使不受顯著有害因素影響的生理性自然衰老（事實上不可能），其細胞的代謝亦仍然在基因調控機制下按遺傳安排的衰老程式逐步失調，進而發生衰老。因此，可以說細胞代謝機能失調是在遺傳安排基礎上生物機體產生衰老的機制。這一設想在生理學、生物化學、遺傳學、免疫學、病理學及近代分子生物學上都得到了充分的支援。

以上所述各種衰老學說或設想是不同專業人員，從不同角度研究錯綜複雜的生命衰老問題的結果，仁者見仁，智者見智，各自成一家之言，對衰老問題的解答，都各有其貢獻，只能說是對衰老問題的看法存在有全面和不全面的問題，而不是是與非的問題。

綜觀上述各種衰老學說，只有「內在平衡破壞論」和

「代謝失調論」兩種設想是從衰老現象的全面出發的，其他各論都是從衰老現象某一個角度出發的。內在平衡破壞論的論點只有原則而無具體內容；代謝失調論則有原則也有具體內容，較好地闡述了衰老問題。作者認為代謝失調論可以將現有多元論的各種學說統一起來，成為一個一元論的衰老學說。因為以往各種衰老學說所依據的事實都與代謝有密切聯繫，而且都是因為妨礙了代謝才表現為機體衰老。

九、自由基與衰老

自由基與衰老的關係在前面已作了一些介紹。本節將更具體地闡述自由基，特別是氧自由基引起衰老的機制。

㈠自由基使人體衰老的原因

自由基之所以促使人體衰老，是因為它們的化學性極強，能引起細胞的結構和功能發生退行性改變，能使不飽和脂酸起超氧化作用產生脂褐素；能使蛋白質變性和發生交聯，能使酶及激素失活和使免疫力降低等等，直接或間接危害人體器官的功能，導致代謝失調和機體衰老。

自由基對機體的具體危害作用如何，下面將進一步作扼要闡述。

1.破壞細胞膜

生物膜（包括質膜和細胞膜）的主要成分是多不飽和脂酸，氧自由基能使膜的不飽和脂酸起過氧化（亦稱超氧化）

作用，破壞膜的結構，產生多種過氧化物。這些過氧化物是不穩定的，易分解生成一系列的複雜產物，其中大部分含有醛基、酮基、羥基、羧基，能引起細胞代謝障礙，甚至死亡。

2.形成脂褐素

氧自由基能使細胞的多不飽和脂酸起過氧化作用產生醛類（主要為丙二醛）及其有關產物。這些產物同蛋白質的氨基酸殘基、核酸的堿基、糖類、脂類及酶等結合成高度複雜的交聯狀脂褐素，亦稱衰老色素。衰老色素主要累積在腦細胞、神經元、心肌、骨骼肌、肝臟和皮膚等器官中。累積在皮膚結締組織中的脂褐色素就形成一般所稱的老年黑斑。年輕人體內含有清除自由基的化合物，一般不產生這種黑斑，老年人體內排除自由基的能力下降，脂褐素在體內的累積隨年齡增加而增加。當脂褐素在體內累積過多後，即會同某些酶結合而使酶失活，使細胞結構起退行性改變，引起血管硬化、線粒體的呼吸作用受阻、神經元數目減少，從而使中樞神經功能降低，總的現象就是衰老過程加速。

3.引起DNA突變

氧自由基對線粒體及DNA都有傷害作用，引起線粒體破壞，DNA裂解和突變。羥自由基（OH-）可與組成DNA分子中胸腺嘧啶的第5，6位雙鍵結合破壞DNA分子的活性。人體中的DNA也會發生交聯和突變，導致DNA在複製和轉錄過程中產生差錯。

4.破壞蛋白質結構

自由基對人體的另一種危害性是使蛋白質，特別是使膠原蛋白變性和交聯，從而使細胞組織的功能下降。結締組織的膠原蛋白與人體衰老的關係尤為密切，它占人體蛋白質量的25%～30%，其溶解性隨年齡增高而下降，老人皮膚起皺紋，即由於膠原蛋白的收縮所致。此外，骨質疏鬆易骨折、眼球晶體渾濁、發生白內障等疾病，也都是膠原蛋白結構改變的結果。

5.使酶失活

酶是一切代謝反應的媒介，其活性與它們的立體結構密切相關。自由基能使酶分子起交聯反應，改變其立體結構，從而使其喪失活性，成為無用的酶，甚至成為妨礙代謝的物質，使機體代謝的重要環節發生異常，引起衰老。

6.破壞激素

自由基在機體內引起的交聯反應，有可能對激素起破壞作用，老年人的性激素和胸腺激素水平都比青壯年人的低，這也可能與自由基對有關腺體激素的破壞作用有關。

7.免疫系統受損

由於自由基的影響，人體中蛋白質和核酸都可能發生過氧化反應和交聯作用，使機體內產生一些和原來固有的蛋白質不同的異種蛋白，使老年人發生自體免疫反應和過敏反應。有些老年病如風濕性關節炎就可能是這樣引起的，自由基或過氧化物可使關節液中的粘多糖降解，成為關節炎的重要原因之一。

㈡機體防禦自由基傷害的功能

雖然自由基對人體有那麼多的危害，但在正常生活環境下，其危害性僅僅表現為慢性的疾病，這是因為人體中有一些抗自由基的物質在起緩解作用。首先，人體中有一些酶系能不斷地清除部分自由基和不斷地修補由自由基所造成的傷害，特別是過氧化物歧化酶（SOD）。SOD能催化氧自由基（O2-2）轉變為分子態O，消除O2-2的危害性。

另一類防禦自由基的物質就是身體中天然存在的還原性物質，例如從食物中攝入的維生素C、維生素E及含巰基（SH-）的化合物，如谷胱甘肽和半胱氨酸等。維生素C及維生素E都是還原劑，有抗氧化性，能使H2O2還原，在防禦氧自由基的毒性方面為超氧化物歧化酶提供了相當良好的補充作用，其防禦力為超氧化物歧化酶的1/3。

維生素E的抗氧化作用與維生素C相同，能抑制或減少氧自由基對人體的傷害，它能抵抗多不飽和脂酸被氧化，減少氧自由基的產生。

維生素C及E的抗氧化機制基本相同，都是先被氧化成超氧化物，然後再被其他還原劑如谷胱甘肽或含SH-基的化合物分別還原成還原型，再進行抗自由基作用，循環不已。新近發現硒也有抗自由基作用，因為硒是谷胱甘肽過氧化物酶的組分，在酶分子中是以半胱氨酸硒形式作為谷胱甘肽過氧化物酶的活性中心。

⑴自由基對人體的危害性是多方面的。但由於人體中存在

有天然防禦系統，這些損害的進行是緩慢的，而不是劇烈可怕的。

(2)超氧化物歧化酶是人體中抗自由基最有效的酶，但為量甚少，其天然濃度又隨年齡增加而下降，故慢性的自由基危害可能是人體衰老的原因之一。

(3)非酶抗氧化劑如維生素C、維生素E、巰基化合物及硒都有一定的抗衰老作用，可以適當服用，但硒的劑量須經專家處方，必須保持在安全限量內，不可過量，多即有害。

十、養生與康復

㈠關於養生康復問題

養生康復問題就是未病時如何保持健康，病了如何恢復健康的問題。我認為養生必先養「心」。我這裡所說的「心」是指腦或腦的思維活動。養心必須正確認識人類的生、老、病、死是自然規律。根據生物學原理，生命的特徵是代謝，生、老、病、死現象都與代謝有關。代謝是在遺傳基因安排下，逐步規律性地進行運轉和變化。代謝運轉如因種種內外因素影響發生失調，機體即會產生衰老、疾病和死亡。因此，人體養生之道，就是要保持機體的正常代謝，病後康復就是使失調的代謝功能恢復正常。中醫對養生康復有一套寶貴理論和經驗值得我們學習。中醫根據陰陽五行相生相剋學說，很早就提出人體養生、康復的理論和措施。遠在《黃帝內經・素問・上古天真論》中即提出了「法於陰陽，和於術數，飲食有節，起居有常，不妄作勞」的養生規律。在同一篇中又提出「虛邪賊風，避之有時，恬淡虛無，真氣從之，精神內守，病安從來」

的養生之道。這些論點，是養生康復的寶貴的指導性建議。中醫的另一養生康復理論是「扶正固本」。「正」是指人體的正常代謝，「本」是指人體的重要器官，扶正固本就是強調養生首先要使人體代謝運轉正常，從而使各器官的健康得到鞏固。總的來說，中醫的養生康復都是強調要注意病人的精神衛生，從人體的整體出發。

筆者在養生保健理論和方法上都吸取了中醫的許多寶貴經驗，同時，根據自己的調查研究，認為人類養生之道在於保持代謝功能正常，康復之道則在於使反常的代謝功能恢復正常。根據這個論點，我為自己提出的養生原則是：

寧靜淡泊，寡欲清心。

飲食有節，起居有常。

動靜適度，不妄作為。

在具體措施上我提出了「健康長壽十訣」，關於這十條保健防衰規律在本書《百年樂行篇》第三章已逐一列出並對每一條都作了具體解釋。

㈡中醫的養生康復之道

中醫營養與養生康復的關係如下：

中醫營養主要根據扶正固本及標本兼顧的原則，強調食療和藥療。

食療：中國古代中醫在食療方面很早即用動物肝臟治夜盲、用海藻治甲狀腺腫、用米糠治腳氣病。有關食療的專著，比較著名而流傳最廣者，就有西元7世紀唐朝孟詵著的《食療本草》、昝殷著的《食醫心鑒》、孫思邈著的《千金食治》，元朝（西元1330年）忽思慧著的《飲膳正要》等。這幾種食療專著，都是極有價值的。

藥療：自神農嘗百草為民治病以來，已有發展。明代李時珍的《本草綱目》巨著，集藥療之大成。前人採用的食療、藥療，基本上是憑經驗的。他們用某種食品或藥品治療疾病，顯然是知其然而不知其所以然。因為，當時的化學分析技術尚不發達，不可能知道某種藥物的化學成分能治某種疾病。

中醫營養除利用食品治療人體因缺乏某種化學成分所引起的虛弱疾病外，對人類膳食結構，很早就有貢獻。《黃帝內經·素問·藏氣法時論篇》中即指出，人類膳食組合應以「五穀為養，五果為助，五畜為益，五菜為充」。這就給人類合理膳食結構提出了綱領性的指示。

中醫營養對養生康復的重要性也有深刻的認識。唐代名醫兼養生學家孫思邈在他的《千金食治》書中就指出：「安生之本，必資於食，不知食宜者不足以生存。」

必須指出的是，營養是養生康復的必需因素，但不是唯一因素，因為養生康復必須保持代謝運轉正常，除需要各種適當營養素外還需要加上本文前面所述健康長壽十訣所提到的各種因素的配合，才能收到良好效果。因為沒有任何一種單一食品或營養品製劑能使人體健康長壽。

㈢中西醫養生康復和營養保健的比較

中西醫的養生、康復和營養療法各有優缺點，概括地說，中醫養生康復的優點是從體整體出發，從扶正固本出發，身「心」並重，看問題比較全面；其缺點是說理比較含糊、玄虛。西醫的優點是強調分析、對症施治，科學性較強。總的來說，古今養生康復之道各有千秋，我們需要繼承前人優點，但也需要以今鑒古，補前人之不足，只有這樣，才能推陳出新，對人類健康作出更多貢獻。

十一、古人養生與康復之道

在對古今中外醫學的食物營養養生觀點作比較的基礎上，本章進一步精選古人的養生名著，用近代科學加以詮釋以饗讀者。

㈠《黃帝內經》的養生論述

1.養生原則

《黃帝內經・素問・上古天真論》中論述壽命時指出：「上古之人，其知道者，法於陰陽，和於術數，飲食有節，起居有常，不妄作勞，故能形與神俱，而盡其天年，度百歲乃去。」這段經文說明：善養生者，必能採取有效措施，順應自然氣候，生活和工作有規律，不做有害健康之事，故能身心俱健，得享天年。

2.順應自然，預防疾病

《黃帝內經・素問・上古天真論》同一章中更具體指

出：「虛邪賊風，避之有時，恬淡虛無，真氣從之，精神內守，病安從來。」這段經文指出：要心情平靜，注意四季氣候變化，及時採取措施，增強抗病能力，防止邪氣乘虛侵入機體。能如此則精神身體俱健，疾病就無法入侵，即可延壽。

㈡名醫養生學家孫思邈的養生論

孫思邈為盛唐名醫，對養生保健，頗多創見。

1.孫思邈的養性論

孫思邈說：「善養性者，則治未病之病。」又說：「養生者有五難：名利不去為一難，喜怒不除為二難，聲色不去為三難，滋味不絕為四難，神慮精散為五難。」因此，他主張治病須先治「心」病，治未病之病，不靠餌藥，而在善於百行。百行者人之各種行為也，即指上述五難，百行端正，則雖無藥餌，也可延年。他強調「養生須免去名利欲、色欲、情緒不佳、飲食厚味及勞累」。孫思邈對情緒與養生的關係，在他的《千金要方·道林養性》中又說：「莫憂思，莫大怒，……勿汲汲於所欲，勿悁悁懷忿恨，皆損壽命，若能不犯者，則得長生也。」這段話教人要思想開朗，情緒穩定，行動適度，方可長壽。

對於運動保健，孫思邈強調：「養生之道常欲小勞，但莫大疲及強所不能堪耳，且流水不腐，戶樞不蠹，以其運動故也。」諄諄教人要適當運動，但不能過度。

2.孫思邈自己的養生常規和養生歌

孫思邈自己的生活常規，照他自己的話說：

四體勤奮，每天勞動。

行醫看病，上山采藥。

節制飲食，細嚼緩咽。

食不過飽，酒不過量。

飯後盥漱，睡不張口。

為了普及養生知識，孫思邈編寫了一歌一銘。

⑴孫真人《衛生歌》（片斷）

世人欲識衛生道，喜樂有常嗔怒少。

心誠意正思慮除，順理修身去煩惱。

⑵孫真人《養生銘》

怒甚偏傷氣，思多太損神。

神疲心易役，氣弱病相侵。

勿被悲歡極，當令飯食均。

再三防夜醉，第一戒晨嗔。

亥寢鳴雲鼓①，寅興嗽玉泮②。

妖邪難犯己，精氣自全身。

若要無諸病，常當節五辛③。

安神宜悅樂，惜氣保有純。

壽夭休論命，修行本在人。

若能遵此理，平地可朝真。

《衛生歌》告誡人們必須心誠、意正和通情達理，才能得到健康。《養生銘》是孫真人自律的座右銘，綜合性地列舉了必須遵守的養生方法。根據現代養生科學的理論，上述歌銘值得我們參考。

㈢華佗的運動養生觀點

華佗是古代的著名外科醫生，他特別重視運動養生，他說：「人體欲得勞動，但不當使極耳，動搖則穀氣得消，血脈流通，病不能生。」說明人體保健必須從事適當勞動，勞動可助消化，並可使血脈流通，免生疾病。

㈣本書作者的養生歌——《生死辯》

筆者在1961年因患前列腺肥大，先後在寧、滬大醫院接受幾次手術，危在旦夕，羈留病榻一載有餘，口占《生死辯》歌，藉以自遣。重閱此歌，自覺其明生死，聽自然，重措施，少憂慮，突破生死關，內容對抗衰保健有一定意義，遂附載本書，以供讀者參考。

有生即有死，生死自然律。
彭古八百秋，蜉蝣僅朝夕。
壽夭雖各殊，其死則為一。
造物巧安排，人無能為力。
勿求長生草，世無不死藥。
只應慎保健，攝生戒偏急。
欲寡神自舒，心寬體常適。
勞逸應適度，尤宜慎飲食。
小病早求醫，大病少焦急。
來之即安之，自強應不息。
皈依自然律，天年當可必。

這首詩說明任何人在思想上能過生死觀，又能自強不息，在戰略上藐視疾病，戰術上重視治療，再加以注意養生之道，則不難得到健康長壽。

十二、營養與衰老

㈠營養與衰老的關係

營養素是生命的物質基礎，代表生命的代謝作用都是以營養素為底物的。營養素既是組成細胞的物質，又是生命活動所需能量的源泉，與機體的發育和衰老密切相關。沒有營養素就沒有物質代謝，也就沒有生命。古往今來，不少營養學家和醫學家用各種方法研究飲食營養與衰老、疾病的關係，並早已證明合理營養是養生、抗衰和祛病延年的必要因素。各種人群所需要的營養素隨性別、年齡、職業而異。老年人所需的營養必須適合老年人的生理特點，才能收到應有的效果。

㈡老年人的生理和營養特點

老年人的營養需要當以老人的生理特點為依據。人的生命過程，40歲是分界線。40歲以前身體和精力都很旺盛；

40～50歲之間，身體的形態和功能逐漸出現衰老現象；在60歲以後，衰老速度顯著加快，組織、器官和精神面貌都急劇改變，相伴而來的就是一系列的老年性疾病，特別是心血管病、支氣管炎、高血壓等。因此，老年人在生活、工作和飲食各個方面都應作適當調整，以適應年齡的需要，從而預防疾病，推遲衰老。在飲食方面，由於老年人的消化、代謝功能都有不同程度的下降，因而老年人的營養需要就與青壯年有所不同。

㈢老年人需要的營養素

1.老年人每日的總熱量需要

老年人每人每日需從食物取得的總熱量，以能維持機體的熱量平衡為宜。由於老年人的體力勞動較少，因此老年人每天的總熱量需要應當比青壯年低。一般中等身材的老年人，每天攝取相當於2000千卡①的食物，當可足用。身體健康而每天又有一定體力勞動或運動鍛鍊的老年人，可視情況，酌量增加，以每餐吃八九分飽為度，不可多食以至妨礙腸胃消化或使身體發胖。當然也不應不適當地限食而處於長期慢性饑餓狀態，導致營養缺乏，降低抗病能力。

2.老年人膳食中所需的糖類、脂質和蛋白質

糖類（碳水化合物）、脂質和蛋白質三類營養素都是機體的熱源，脂類及蛋白質還兼有調節生理的功用。

(1)糖類：膳食中糖類的來源主要由主食品米、麥、雜糧（小米、高粱、包穀）及豆類（紅豆、綠豆、豌豆、蠶豆、飯豆）等供給澱粉，蔬菜中的塊根和塊莖（如馬鈴薯、甜薯、山藥、慈姑、荸薺、芋、藕等）亦為澱粉的來源。食糖如蔗糖、麥芽糖（飴糖）、蜜糖等只應占極少量。食糖吃多了有可能減少食欲和使人肥胖。

(2)脂類：膳食中的脂質應以含不飽和脂肪酸較高的植物油如菜子油、豆油、花生油、玉米油為主，芝麻油為輔，盡可能少吃或不吃含飽和脂肪酸高的牛、羊、豬脂和奶油。因為飽和脂質有引起血管硬化及肥胖的危險。以畜牧業為生的民族，其世世代代已習慣於吃牛、羊脂及奶脂者，因其生理功能已發生改變，當屬例外。不飽和油脂可供給人體需要的必需脂酸（十八碳二烯酸、十八碳三烯酸、二十碳四烯酸、二十二碳六烯酸）。

(3)蛋白質：蛋白質的攝入量要足夠。每人每天每公斤體重攝取1克蛋白質即足夠用，但必須有一部分是動物性蛋

白質。老年人的腎、肝功能下降，不宜吃高蛋白的膳食。肉、魚、蛋、奶、大豆的蛋白質都是完全蛋白質，含有人體必需的各種氨基酸。大豆蛋白質的生理價值雖然比奶、蛋、肉低（奶85，蛋83，豬肉74，大豆65），但在大豆蛋白（豆腐）中略加少量肉或蛋，其生理價值即可相應提高（大豆蛋白加雞蛋蛋白的生理價值即提高到77）。

3.老年人需要的維生素和化學元素

(1)維生素：維生素是調節代謝保持健康的必需營養素。細胞的衰老機制是代謝失調，維生素作為輔酶的成分，在調控代謝、推遲衰老方面是絕對重要的。老年人的代謝功能，一般都隨年齡增長而下降，有充足的維生素攝入，可以使多種代謝的功能加強，從而加強機體的代謝。維生素A，D，E及K皆為脂溶性物質，不溶於水，不從泌尿系統排出，多服有害，應當注意。維生素C及E都有抗氧化作用，能防止或清除體內的自由基對細胞的傷害，起推遲衰老作用。其他各種維生素亦皆各有其特殊功能，不可缺少。合理搭配的膳食可以供給人體所需的各種維生素，但在有某種缺乏維生素症狀發現時，可在醫生指導下加服或注射與症狀有關的維生素，例如貧血症需注射維生素B12。為了加強保健作用，老年人每日可加服適量維生素A，B1，B2，B6，C及E。劑量大小可請營養專業人員或醫生開處方。近年來，有人主張用大劑量維生素C及E防治感冒和抗衰老，作者認為老年人每天適當加服維生素C及E（例如維生素C 300～600毫克、維生素E 20～100毫克）是有好處的，過量服用維生素顯然是浪費。

⑵化學元素：化學元素與老年保健的關係亦很重要，動植物所需要的碳、氫、氧、氮、硫、氯、磷、鈣、鎂、鉀、鈉等11種常量元素，一般可從膳食中取得。鈣質的攝食，老年人既不能少，也不能過多，少了會引起骨質疏鬆病，過多又有引起血管鈣化的可能。在14種人體必需的微量元素（鐵、銅、鋅、錳、鈷、鉬、硒、鉻、鎳、釩、錫、矽或鍶、碘、氟）中已有實驗指出：銅、鋅、錳、硒4元素與衰老都有關係。因為銅與錳都是超氧化物歧化酶的組成成分，鋅是超氧化物歧化酶合成必需的因數，硒是谷胱甘肽過氧化酶活性中心的成分。谷胱甘肽是抗氧化劑，對清除氧自由基有促進作用。

在14種微量元素中只有鐵、鋅、鉻、錫4種無毒性，其餘各元素少則有益，多則有害。由於各微量元素的人體安全量除硒外，都尚待測定或缺乏國際公認的標準，所以不能輕易加服微量元素，也不應隨意購服含微量元素添加劑的藥物和食品。以目前營養食品的水平，微量元素的攝取，最好還是通過膳食從天然食物中取得補充。

此外，汞、鉛、砷、鋁4種有毒金屬元素，都是人們日常生活中經常接觸到的，我們常用的溫度計、血壓計和實驗室的某些儀錶，都有汞作為組成部分。鐵制食品容器及茶壺、酒壺常含有鉛。鋁制的烹具食具含鋁就更多了。加明礬作添加劑的油條也含有鋁。這些含毒性元素的器具和食物對人體都有危害性，應提高警惕，注意防範。

4.如何在日常膳食中取得合理營養

日常生活中，人們不可能每天都按食物成分表去安排和計算每人每天所需要的食物種類和營養素含量。總的來說，老年人的膳食結構應當葷素雜食，素食為主；主食品應以五穀為主，也就是以米、麥為主，兼食雜糧；副食品應根據個人經濟、愛好和市場供應情況適當採購動、植物副食品。動物性副食品中，肉、魚、蝦、禽、蛋、奶等都是經常可購得的，每日可選購一二種。植物性副食品應以蔬菜為主，兼食豆類（大豆、紅豆、綠豆、豌豆、蠶豆）或豆製品，特別是豆腐，價廉物美。蔬菜包括根、莖、葉、花、瓜、果等，按季節輪番食用，經常換樣，以取得各營養素的互補功效。食品烹調要營養與口味兼顧，老年人的食品宜柔軟、清淡，忌油膩、辛、辣及過酸、過鹹、過甜、過黏、過硬、過熱。烹調方法上，蒸煮比煎炸、烤炒較適合於老年人；油炸食品雖味香可口，但營養成分損失較多，且難於消化，老年人不宜常吃多吃。

老年人的膳食結構，以熱量計算，三類熱源營養素的比例應為：

糖類（碳水化合物）　70%

脂類　20%

蛋白質　10%

根據老年人生理特點及上述熱量分配原則，每位老人一日三餐的膳食可以作如下安排：

早餐：一杯鮮牛奶（半磅②），一個雞蛋，兩片麵包或其他飲食。

中、晚餐：每餐一葷兩素一湯，飯後1～2個水果。

每天進餐要定時定量，不過飽，每餐以吃八九分飽為度。要心情愉快，細嚼慢嚥，勿多言，防止食物進入氣管，飯後宜閑坐休息。

關於老年人補充營養問題，老年人每日可加服：

維生素A丸1粒

維生素B1　10～20毫克（10毫克/粒　2粒）

維生素B2　5～10毫克（5毫克/粒　2粒）

維生素B6　5～10毫克（5毫克/粒　2粒）

維生素C　300～600毫克

維生素E　50～100毫克

上述劑量分早晚兩次服用。維生素D可從牛奶、蛋黃與其他食品取得足夠分量，不必加服，避免氣管、血管及組織不必要的鈣化，其他維生素如B12，則應在必要時（如貧血），由醫生處方注射。

在冬季，老年人可根據個人體質虛弱情況酌量服用以黃芪、人參（或黨參）、白朮、枸杞為主的補中益氣中藥。也可適當採用增強免疫力的胸腺肽針劑。不要輕信「祖傳秘方」「宮廷食譜」和「宮廷秘方」，更要警惕報刊廣告上形形色色的虛假保健藥品和食品的危害性。

最後還應告訴讀者的是，合理的食物營養，是養生保健的主要因素，但不是唯一因素，必須同時結合其他保健因素，堅持不懈地認真執行，才可收到健康長壽的效果。

老年人的膳食營養應注意下列幾點：

⑴維生素要充足，特別是維生素A1，B1，B2，B6及維生素C和維生素E。

⑵蛋白質要充足，但不宜過多，要攝取一部分動物性蛋白質，利用蛋白質的互補作用。

⑶要避免食過多脂肪和食糖，要吃植物油，少吃或不吃動物性油脂。

⑷要適量攝食雜糧、蔬菜、牛奶和蛋類、保護性食品。

⑸忌油膩大的食物，忌烈性酒，不吃或少吃調味過濃的辛辣食品。

⑹飲食定時定量，每餐不可過飽，以吃八九分為度，要適當多飲溫開水及含粗纖維的粗糧及蔬菜、水果，防止便秘，清潔腸胃。

⑺食物質地應柔軟易消化。

⑻不吃腐敗或黴變的食物及烹調後放置過久已變味的隔夜食物。

---

①1卡＝4.1868焦。
②1磅＝0.45932千克。

十三、有關老年營養問題的爭論和我見

從20世紀70年代以來，關心營養與衰老關係的人日益增多，同時提出了一些有爭論的問題。本章將討論其中幾個讀者最關心的問題，同時提供作者本人的意見。

㈠限食與延長壽命

總熱量一詞在營養學上是代表一個人每天從膳食中得到的糖類、脂類和蛋白質等物質的數量，每天攝入的總熱量代表每天取得的食物分量。每人每日應攝入多少熱量是要根據年齡、性別和職業等因素來決定的。成人每天從食物中攝入的總熱量至少應當與生活工作所消耗的總熱量維持平衡，而且膳食中糖類、脂類和蛋白質的比例還必須配合適當才能保持正常生理需要，從而免於疾病，避免早衰。

那麼，熱量限制是否能延長壽命呢？

關於以限制熱量（即限食）延長壽命的問題，自1935年麥凱（MeCay，C.M.）與其同事提出大白鼠在幼年期限食可延長壽命以來，陸續得到一些實驗室的支援，並指出終身限食、成年限食和隔日餵食都可延長鼠類的壽命。這些實驗都是用大鼠或小鼠來做的，是否能完全應用於人類，還需要更多的實驗證據。

限食為什麼能延長動物的壽命？這不是單一的理論能圓滿解釋的，因為總熱量代表相應膳食成分的總和，食品中除糖、脂肪和蛋白質三類供能物質外，還有多種微量元素和維生素。這些營養成分對動物或人體的功用是多種多樣的。因此，對限食與壽命或衰老之間的關係，不同研究人員各有自己的看法，大致可分為下列三種：

⑴適當限食可以避免體脂堆積過多，可減少許多老年性疾病的發生，從而推遲衰老，延長壽命。但有人指出，60歲以上的老年人再實行低熱或低脂膳食並無意義。

⑵限食，特別是幼年期限食，可以延遲成熟時期使免疫系統（例如胸腺）的衰退進程放慢，保持較好的免疫功能，延長壽命。

⑶馬索羅（E. J.Masoro）認為早期限食可以抑制動物生長，從而使生理性衰老放慢。

筆者認為動物及人體每天的熱量攝取應以能滿足個體的生理及工作需要為合適。兒童及青年正當發育時期，每天應攝取足夠的食物和必需的營養素以維持其正常生長；應避免過量進食，免使消化系統受損，但也不應過分限食導致營養不良。青年人和老年人同樣必須攝食足以維持健康和工作的食物，使每天能量的攝入和消耗保持平衡。老年人的基礎代謝較低，體力活動較少，消化力較弱，飲食量必須有節制，每餐以吃八九分飽為合適，但必須有較充分的保護性食物。總的來說，男女老少都應當飲食有節，不可過饑過飽。如果長期過分限食即會導致營養缺乏，是不可取的。

㈡維生素C及維生素E與抗衰老

維生素以輔酶方式參加代謝作用，對人體保健、祛病延年的重要性是肯定的。近年來人們認為維生素C與E對抗衰老特別重要，但是也有相反的意見。現分別評介如下。

1.維生素C與抗衰老

維生素C是多功能維生素，它除能促進各種支援組織及細胞間黏合物的形成，促進輔氨酸羥基化和促進膠原蛋白質的合成外，還是細胞色素素氧化酶的輔酶或輔助因數，參加生物氧化還原作用。自1970年鮑林（Li.Pauling）宣稱每天口服1～5克維生素C能大大減少感冒的發病次數和縮短病程的意見後，曾引起了不少爭論，首先是加拿大多倫多大學衛生系的研究人員提出相反意見。他們將500名受試者分為兩組，一組每人每天服用4克維生素C，另一組每人每天服用不含維生素C的安慰劑。他們發現兩組人在發病次數和時間上都沒有什麼不同，僅僅是服用維生素C那組的一些患者留在家中休息的時間少幾天。還有不少研究人員都認為大劑量維生素C不能有效地預防和治療感冒。

1974年金特（E.Ginter）的研究證明每天服用1克維生素C的50歲以上的人，其血膽固醇水平均降低17%左右。1975年美國斯坦福（Stanford）大學彼得森（E.V.Pererson）報告在兩個月內每天服用4克維生素C的9個患者，其膽固醇水平並未發生顯著變化。新近瑟曼（G. B.Thurman）與戈爾茨坦（A.Goldstein）等發現，至少在豚鼠身上，維生素C可增進防止感染的免疫反應。關於大劑量維生素C能否預防癌腫，也有正反兩種意見。一派人支援鮑林，認為維生素C對癌症的治療和預防有一定效果；反對者主要是美國梅約診所的醫生們，他們認為大劑量維生素C對晚期癌腫病人無任何幫助。這些研究人員的論點可總結如表13-1。

表13-1 大劑量維生素C的優缺點

優點（贊成者的論點）	缺點（反對者的論點）
①降低膽固醇保護血管，預防動脈硬化	①破壞維生素B_{12}
②防止不飽和脂酸氧化成過氧化物及抑制亞硝胺生成	②有可能引起「抗藥」性，使維生素C功能下降
③增進抗細菌感染的免疫能力	③有可能產生草酸鹽尿，降低婦女生育能力
④作為氧化酶的輔酶	④減低肝素的抗凝血作用

筆者認為，維生素C在營養和代謝上有其重要功用，例如促進細胞間的黏質合成、保護血管、預防壞血病、促進氨基酸（脯氨酸、酪氨酸）代謝、作為氧化酶的輔酶、作為強還原劑防止超氧化物及亞硝酸胺的形成、促進免疫系統功能和解毒等等都是已經證實的事實，顯然對預防癌腫可能有一定好處。

人體的維生素C耐量有一定閾限，超過閾限即從尿中排出。為了治療目的使用較大劑量（每人每天使用不超過1克左右）是可以的，過分大的劑量（如每天5～10克），沒有必要。

2.維生素E有無抗衰老作用

維生素E對動物的抗不育功用是人所熟知的，用來作抗衰老藥物，則是晚近的事。自從利用維生素C作為對抗自由基對細胞的氧化傷害後，才有人用強還原性的維生素E作為防治自由基的藥劑。1974年帕克（L.Packert）等發現維生素E可延長成纖維細胞的壽命，但以後用小鼠做實驗的研究結果也不一致。在不同實驗室、不同研究和在同一實驗裡不同品系動物所得的結論都不一致。新近對抗自由基的研究發展很快，認為維生素E對清除自由基有其重要性。1989年高爾秋（A.Caurture）等發現維生素E、維生素C均能改善老年人的抗氧化酶活力，使脂質過氧化速率降低，醫療上用維生素E作為老年人保健抗衰老劑者因此日益增多。筆者認為維生素E與維生素C對抗過氧化酶，特別是對超氧化物歧化酶（SOD）的活性顯然有促進作用，因此，採用適量維生素E及C作為抗衰劑是有一定意義的。但應當注意的是：維生素E與維生素A、D一樣，機體是不能排泄的，大劑量服用維生素A、D、E是有害的，應當提高警惕。

㈢膳食中的脂質和膽固醇與冠心病

關於膳食中的脂肪和膽固醇與冠心病之間的因果關係也是有爭論的問題。流行病學調查的結果一般認為膳食中的脂肪和膽固醇含量過高有可能導致冠心病。但也有人認為，膳食中的脂肪和膽固醇含量與動脈粥樣化冠心病無關或關係很小。在動物實驗中，有實驗指出，在動物飼料中加喂膽固醇能顯著地導致動物的動脈粥樣化冠心病。最近，美國國立研究委員會的食物及營養專家小組的報告認為：沒有確實證據足以證明減少血液中的膽固醇和飽和脂肪可降低冠心病發病率。美國的肉類、牛乳製品和雞蛋生產商對這一報告表示歡迎。但是美國心臟病協會對這個報告立即提出反對意見，他們說：「如果不限制食物中的膽固醇含量，等於自己害自己。」1981年美國醫學界一些人根據對1900人進行20年的研究結果表明：攝食過多膽固醇對形成心臟病起一定作用。這種爭論給臨床醫生和營養工作者在思想上造成了不少紊亂。筆者根據廣泛的流行病學調查和動物實驗的結果以及生化研究，認為要解決這個問題必須考慮下列幾種情況。

⑴食物中的膽固醇可通過腸壁進入血液，血液中的膽固醇含量必然隨之增高，這是人所共知的事實。另外，膳食中的植物固醇在腸內可抑制膽固醇的吸收，而且不同個體對膽固醇的吸收能力也不完全相同。

⑵血脂和血膽固醇的來源：一方面是從食物吸收入血液；另一方面是機體自身所合成（見圖13-1）。機體可利用

乙酸及由脂酸、氨基酸和葡萄糖代謝中間產物乙酰CoA合成膽固醇和脂肪。當代謝調節機能運轉正常時，脂肪和膽固醇的合成分解保持一定的平衡，如果代謝調節機能失調，則血脂和血膽固醇就可能偏高或偏低。

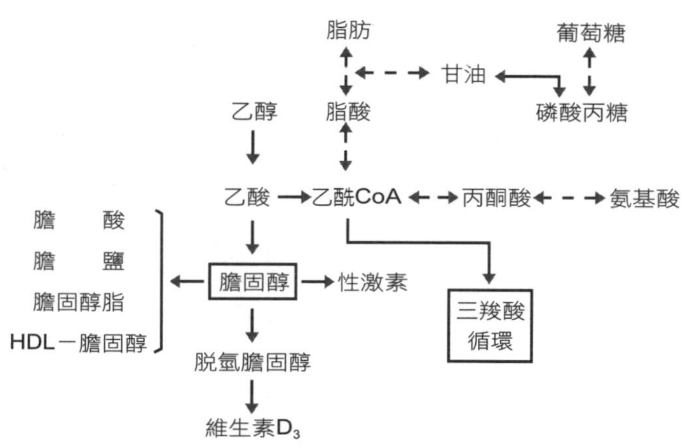

圖13-1　脂肪與膽固醇的代謝相關性

(3)血膽固醇含量過高有可能沈積於冠狀動脈內壁而導致動脈粥樣硬化症，特別是在嚴重缺乏維生素A，C的情況下，冠狀動脈內膜受傷變粗糙時更是如此。但膽固醇在體內可分解及轉變為若干其他生理性物質，如膽酸、膽鹽、膽酸酯、維生素D3、性激素和多種其他類固醇；

還可同高密度脂蛋白（HDL）結合成為HDL-膽固醇複合物。

(4)體力工作少的人血脂過高，有可能導致體脂增多，形成肥胖。不過肥胖症主要是由於內分泌功能紊亂引起的脂肪代謝紊亂導致的，小部分肥胖病人是由於貪食而又缺少勞動導致的。

(5)飽和脂肪如甘油三酯與不飽和脂肪在體內的作用是不相同的，不飽和脂質是細胞的結構物質，而甘油三酯則是供給熱能的物質，後者過多時即保留在體內作為儲脂。中性脂在體內堆積過多對心臟是不利的。

基於這些理由，我們可以說，每天從膳食中攝入大量脂肪和膽固醇，可能是冠心病的一種誘因，但一般平衡膳食中的脂肪和膽固醇含量都很有限，不是構成冠心病的主要因素。冠心病的發作與一個人的精神狀態、遺傳、飲食、運動和生活方式等等都有密切關係，食物僅僅是其中的因素之一。

綜上所述，可以扼要作出下列幾點結論：

(1)老年人每天從食物所攝取的總熱量應適當限制，一般以能維持攝入與消耗平衡為度，不可大饑大飽，過分限食是不可取的。

⑵維生素C及E都是抗氧化物質，可降低自由基對細胞的傷害，對老年保健抗衰老是有一定好處的。每日在膳食外適量加服這兩種維生素是有益的，但維生素E劑量太大有毒，應提高警惕。

⑶膳食中脂肪和膽固醇含量過高，可能導致冠心病和肥胖病，但是冠心病和肥胖病的病因相當複雜，遺傳、內分泌紊亂引起的脂代謝失調是主要因素。正常健康人每天所吃的是平衡膳食，不會引起冠心病和肥胖病，健康的人沒有必要過多地擔心這個問題。

㈣警惕虛假保健品的危害

近讀《黃帝內經·素問·上古天真論》：「夫上古聖人之教下也，皆謂之虛邪賊風，避之有時。」其義在提醒人們在季節氣候變更時要注意及時採取防護措施，避免由風寒引起的致病細菌和病毒等邪氣乘虛入侵，致人疾病。余觀當今保健用品，特別是保健食品市場上不少借開發之名、行騙錢之實的人群，也正在瘋狂地刮起了一股危害人民的「虛邪賊風」。

君不見，五花八門令人厭惡的保健食品和營養口服液廣告層出不窮地亮相於報刊和熒屏，試問這些所謂營養食品，有幾種是「貨真價實、童叟無欺」的？不少生產廠商，為了牟取暴利，採用各種宣傳手法欺騙消費者，為了吸引顧客，不惜鉅資在報刊和電視上大作廣告。他們宣傳的所謂保健食品，既不標明成分和含量，又無檢驗機構的鑑定和批准，只是為了招徠顧客，刻意誇大他們產品的保健功效，含糊其辭地宣傳能增強人體免疫功能，促進健康、延年益壽。經××市主管單位抽查，被查產品中，幾乎全部是不合規格的虛假和欺騙消費群眾的產品。我呼籲正直的食品營養專家和醫療人員，對各種欺騙人民的假保健食品和保健品作嚴厲的批判。政府有關主管部門應及時採取有力措施，加以監督糾正和取締，廣大消費者千萬不要輕信廣告的欺騙宣傳，自食苦果。

此外，一些人盲目宣傳宮廷膳食和祖傳秘方，對人民健康也造成危害。我認為對前人的食譜和方劑應當用科學方法加以研究鑒定，不可盲目誇大宣傳，將人們引入誤區。

十四、煙、酒對衰老的危害性

㈠吸煙的危害性

吸煙有百害而無一利，這是已經證明的事實而不是危言聳聽的宣傳。煙能傷害人體的器官，逐漸地毀壞呼吸系統，特別是肺的全部天然防禦組織，從而引起多種疾病，加速人體衰老，縮短壽命。看了表14-1中的數位就可知吸煙對人體的危害性了。

從上表中資料清楚地看出，吸煙對多種肺部疾病的發生有重大影響，對冠狀動脈患者的威脅也極其嚴重。吸煙還會引起胃、腸潰瘍和減少人體對多種感染的自然抵抗力。吸煙是導致肺癌、喉癌、口腔癌和食道癌的主要原因，也是促進膀胱癌、胰腺癌和胃癌的因素。美國死於癌症的病人近30%是因吸煙導致癌症而死的。80%的肺癌患者都吸煙。吸煙除引起肺癌和誘發其他癌腫如膀胱癌與胰腺癌外，還是導致支氣管炎和肺氣腫的主要因素。慢性支氣管炎和肺氣腫的死亡率與患者每天的吸煙量密切相關。在法國，1979年一年中為

表14-1　吸煙者與不吸煙者的發病、康復及死亡率對比

疾病	不吸煙者	吸煙者	備註
肺病	發病率 1	發病率 15~30	發病率與每天吸煙支數成正比；80%的肺癌病人都吸煙
支氣管炎	發病率 1	發病率 4.6～5.3	每天吸1~9支煙。吸煙支數愈多者，發病率愈高
肺氣腫	發病率 1	發病率 2	發病率與吸煙量成正比
口腔癌、鼻咽癌、喉癌。45~64歲	發病率 1	發病率 9.9	男性55~84歲吸煙鬥和吸雪茄者比同年齡不吸者高4.94倍
早產	發病率 1	發病率 2～3	新生兒體重較輕
肺結核	康復期快	康復期慢	治療過程中，不吸煙者與吸煙者所用藥物數量與恢復期之比為1:4
冠心病 45~54歲	死亡率 1	死亡率 2.4	死亡倍數隨吸煙量增加而增加
腦血栓、腦溢血45~74歲	死亡率 1	死亡率 37～50	女性死亡率較高
胃、十二指腸潰瘍。45~64歲	死亡率 1	死亡率 3	病人年齡越高者，死亡率越大
膀胱癌	死亡率 1	死亡率 2～3	

慢性支氣管炎所苦者就有250萬人。據報告，法國的40歲勞動者中有12%、50歲勞動者中有18%因患支氣管炎而被迫停止工作。老年人被支氣管炎和肺氣腫所苦者甚至死亡者為數更多。肺結核病本來早已接近絕跡，但最近10年，肺科醫生

發現這種疾病又猖獗起來了。煙草和日益嚴重的空氣污染是肺結核病重新猖獗的主要原因。首先是煙草，其次是污染的空氣，嚴重地摧毀著肺的天然防禦組織，即肺的蜂窩組織，因而導致肺結核。

心血管病亦與吸煙有關，患有心律不整和患期外收縮的病人就會有體會。他們感到在每次吸煙後，心律更加不齊，期外收縮的次數往往在吸煙後增多。這主要是由於香煙中的毒素對心臟的刺激所致。吸煙的人還有可能因受煙葉中所含的煙鹼（尼古丁）成分的影響，使椎骨供血不足引起背痛。

吸煙的人不僅危害自身，而且還構成公害，危害其周圍的人。事實上不吸煙的人因吸入吸煙人吐出的煙霧所受的損害，比吸煙者本人所遭受的危害還大，因為吸煙人吐出的煙霧所含的有害物質如煙焦油和煙鹼等比吸煙人吸進去的煙氣含量更高。不吸煙的婦女，由於她們丈夫吸煙而使她們患肺癌的危險有明顯增加，而且吸煙者所生的子女常常會患鼻炎、耳炎、扁桃腺炎和最後患慢性支氣管炎等疾病。吸煙婦女所生的子女智力遲鈍或有病態的事例並少見，因為香煙產生一氧化碳減少了胎兒所需的吸氧量。另外，吸煙婦女比不吸煙婦女早2～3年絕經，這都是因為煙鹼對性激素的分泌有影響。

吸煙的婦女如果再加上服用避孕藥，其副作用就更大。40～45歲的服用避孕藥但不吸煙的婦女，其心臟病的發病率是十萬分之十點七，不服避孕藥的吸煙婦女是十萬分之十五點九，既服避孕藥而又吸煙的婦女，其心臟病的發病率為十萬之六十二，可見服用避孕藥的婦女更不應吸煙。

最近，加拿大科學家的研究也表明，吸煙能使人加速衰老，因為吸煙對人體免疫功能有極大的損害。美國費城有一位皮膚專科醫生說：「吸煙人的皮膚比不吸煙人的皮膚衰老快得多。」原因是吸煙人臉部肌肉的工作負擔比不吸煙的人大很多，面部動作較多，使臉部肌肉一會兒拉長，一會兒縮短，這就容易形成皺紋，使面部顯得衰老。

吸煙者衰老的原因還不僅此，更主要的是煙草所含的毒質會傷害腦細胞，妨礙神經活動，從而影響代謝和機體的其他生理活動。

㈡煙草對人危害的原因

吸煙之所以危害人體是因煙葉中和煙燃燒時形成的煙霧中含有很多對人體有害的物質。煙草本身所含的毒質主要為煙鹼，又叫尼古丁，以及多種芳香族多環碳氫化合物（如導致肺癌和皮膚癌的苯並芘、導致膀胱癌的4-氨基聯苯、導致肝癌的丙烯腈），其他若干有機化合物和有毒元素，如鎘、釙、砷等。煙鹼及苯並芘的化學結構式為：

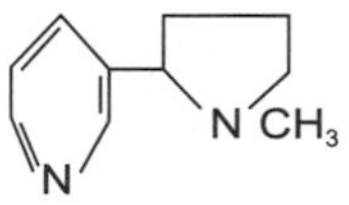

煙 鹼 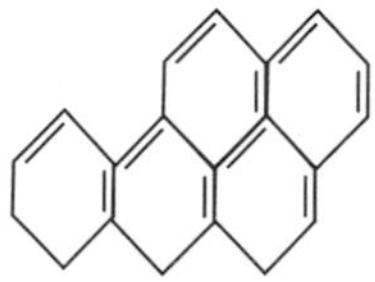 **苯並芘**

苯並芘為致癌物質。煙鹼能刺激交感神經節細胞，促進腎上腺釋放兒茶酚胺，後者會增進血小板的黏性，導致心臟血供不足，引起心絞痛，甚至心肌梗塞。煙草燃燒時煙霧的成分十分複雜，其中對人類危害巨大的是CO，CO2，NO2，SO2，NH3，H2S，HCN，脂族及芳香族碳氫化合物、甲基氯、甲苯、醛類，以及鎘和釙元素。這些成分特別是煙焦油中的鎘對呼吸道黏膜和絨毛細胞起破壞作用，抑制纖毛擺動，使呼吸道的自然防禦機能降低，容易受細菌感染而導致支氣管炎。

在吸煙過程中，釙元素進入肺組織可激發易於致癌的部位，使機體發生癌腫。多環芳香族碳氫化合物是致肺癌的物質，煙霧中含致癌的多環芳香族化合物有十餘種之多。

還有實驗指出，煙的致癌作用是由於煙葉中含有放射性物質（鎘就是其中之一）。日本人的實驗指出，每天吸8.3支香煙的人，從香煙中得到的放射性劑量約為80拉德（rad，放射吸收劑量單位）。這個放射性劑量的致癌危險性和廣島、長崎的原子彈爆炸受害者受到的平均放射性輻射劑量（80拉德）大致相等。每天吸煙35支以上的人，則所受到的放射線劑量就和距爆炸中心1公里左右地方受到放射性（400拉德以上）的人相似。

上面各節的敘述已足夠證明吸煙的害處了。欲求推遲衰老，祛病延年的人，應當及早下定決心，堅決戒煙。不少人認為戒煙難，下不了戒煙決心，這是不好的。我的切身體會是，只要意志堅強，說戒就能戒掉，希望現在還吸煙的人們要做一個意志堅強的人。

㈢酒的危害性

酒對人體也是害多利少的，飲用少量淡酒可能有促進全身血管擴張使血流加快的作用，但飲酒過量或酗酒那就危害無窮了。不少人認為喝酒可以取暖禦寒或借酒消愁，都是錯誤的，不科學的。因為雖然一部分酒精可在體內氧化發熱，使體內產生較多熱量，但酒性一過，體內溫度反而會下降，甚至感到比未喝酒以前還更冷，所以在冬天靠喝酒禦寒的辦法並不可取。至於當心情不快時用喝酒解愁的辦法，那等於慢性自殺。人在精神愁苦時，全身各器官的功能下降，喝酒簡直無異於「飲鴆止渴」了。俗語說「酒不解真愁」，這說明一個人的真正煩惱不可能通過喝酒得到解脫，只有思想開朗，恰當地處理問題才算是正確的態度。而喝酒只能讓大腦暫時麻醉，使愁苦感覺暫時模糊，酒醒後，不僅精神上的痛苦依然存在，而且肉體上的不適之感反而更增加了痛苦。

酒的主要成分是酒精（乙醇），它對身體的危害性是它的性質決定的。酒精能溶解細胞的脂質和其他一些物質，能使細胞的蛋白質凝固，使組織變硬。我們用酒精浸泡生物標本，就是利用酒精能使生物組織的蛋白質凝固定形的作用。人喝酒過多，無疑會使機體各器官受害，特別是胃、腸、肝、心、肺和腦等器官受害更為明顯。喝酒時，先是口腔黏膜受刺激，其次是胃、腸受損，甚至引起胃、腸潰瘍。當酒精消化吸收進入血液後，血流所經過的心、肝、脾、肺、腎和大腦及神經，都會受到傷害。喝酒至醉時表示大腦受到了傷害。酗酒的人，有可能引起胃、肺出血或肝硬化，甚至發展成肝癌，使腎臟受傷，血管也易硬化，還可能引起風濕性關節炎及偏癱等等。總而言之，長期飲酒可能導致酒精中毒，使身體各重要器官受損，從而易衰易老。自古以來的詩人多好飲酒，詩人中壽命長者是極少數（表14-2），這大都是由於他們受了酒精的毒害。白居易是詩人中的少數高壽者之一，他思想雖然樂觀開朗，但因為被酒所害，也僅僅活了75歲，在死前還整整害了8年的風濕病。這說明人類如欲健康長壽就必須少飲酒。

表14-2　中國古代著名詩人的壽命

人名	終年（歲）	人名	終年（歲）
丘　為	96	杜　甫	59
陸　游	85	韓　愈	57
白居易	75	元　稹	52
劉禹錫	71	孟浩然	54
蘇　軾	65	元　結	53
孟　郊	63	杜　牧	50
歐陽修	65	柳宗元	47
李　白	62	李商隱	46
王　維	61		

總而言之，不論男、女，當大量吸煙和酗酒後，進入血液的煙毒和酒精對人體各系統都有一定的損害，促其早衰。欲求健康長壽者就必須早加戒絕。

十五、如何增強老年人的腦力

這裡要討論的問題只限於學習力、記憶力、思維能力和創造力四個方面，實質上就是腦子的功能問題。要討論腦力問題，不能不略微涉及大腦的結構和功能。

㈠腦的剪影

人腦是由大腦、小腦、延腦和丘腦所組成的。大腦是腦力活動的主要部位，一切精神活動，包括學習、記憶、思維和創造等腦力活動都由大腦主持。人的大腦皮層大約由140～150億個神經細胞組成，每個神經細胞有無數個樹枝狀突起和軸狀突起，細胞與細胞之間的突起連接處叫突觸。神經細胞彼此錯綜複雜地盤繞在一起，不斷地交流信號，這種結構與大腦的功能密切相關。大腦的神經細胞是不會分裂繁殖的，其數目在出生時就已確定，以後就有減無增，隨年齡增長而不斷減少。但也有人認為人的腦神經細胞從性成熟期起才開始減少，到40歲時減少更為明顯。據估計，人體每天要死掉幾萬到10萬個腦神經細胞，活到90歲時，大腦的神經細胞就減少到其本人20歲時的一半。當然，腦的不同部位的神經細胞的減少在數量上並不一樣，大腦的海馬、中腦的黑質、藍斑和前葉細胞都是隨年齡增長而減少的；腦神經細胞的減少與腦重量的減少是相伴隨的，老年人的腦重量比青年人的較輕。

人腦的細胞既然隨年齡而減少，那麼，人的腦神經細胞會不會在某一天死光呢？這倒也不用擔憂，因為人腦的神經細胞數在腦形成時就留有充分儲備的。據說人在一生中實際使用掉的腦神經細胞還不到腦神經細胞總數的1/3，因此，用不著為了慢慢地減少的腦神經細胞而發愁。當然，如果減少數量過多，還是會發生一些不良影響的，例如老年人的記憶力降低就可能是由於腦神經細胞數減少和腦細胞內含物變化的關係。

雖然組織學家認為人的腦細胞是不分裂的，從出生後腦細胞就只有減少不會增加，日本東京都老人綜合研究所臨床病理學部第二研究室的研究人員認為：人體神經細胞本身的數量會隨年齡增加而減少，但大腦發生功能的樹枝狀突起在40歲到50歲時，也還會生長。

我們知道，嬰兒的大腦在出生後一年左右，在受外來刺激後，神經細胞的樹枝狀突起即大大增生，這至少說明腦神經細胞的樹枝狀突起是有可能生長的。

㈡老年人的記憶力、學習力、思維能力和創造力

1.記憶力

老年人記憶力減退，是人體衰老的特徵之一。由於腦細胞隨年齡增加而減少和變化，記憶力必然相應的降低，這是合乎邏輯的。但是應當看到人腦的細胞極多，代償性很強，略為減少一些腦細胞是不會顯著影響記憶力的。所以多數人在60歲以前都不存在有記憶力下降的問題。在60歲或70歲以後，不少人就會感到記憶力不如以前了，看書不易記住，對數位和新學的外文生字更難記住，這可能是由於腦細胞減少和變化而引起的。

記憶是由於一種印象或刺激映入大腦後再反映出來的現象，記得牢與不牢，與進入腦內的印象（或刺激）的深淺以及是否重複加強有關。凡印象深的刺激或多次重複的刺激，就記得牢，記得久。一個人對所受的最大刺激（如最大侮辱和最高榮譽）是終生不會忘掉的。凡是新觀念與老觀念有聯繫的，也較容易記住和回憶。我們第一次遇見一個新朋

友時，即特別注意他的特點，並用心記住，以後再遇見此人時，就比較容易想起他是誰。

有沒有加強老年人記憶力的方法呢？有！據作者的經驗，下列方法對加強記憶力都是行之有效的。

(1)用科學方法處理事務。對自己經管的大小事項，都用科學方法加以處理。譬如，自己所有的文件、資料和物品，一一分門別類記錄下來，並分別歸檔，放在特定地點，再做一個檔案索引，需要時一查索引記錄，就能查出所需要的資料，不需要費太多記憶力。盡可能用文字記錄代替腦子記憶是加強記憶的最好辦法。

(2)強化印象。使新刺激印象在大腦中重複加深，可以增進記憶。對一件新事物或新學習的知識，在第一次接觸時，就要注意把印象加深，並盡可能把它同已有的有關舊印象聯繫起來。如恐日久忘記，可在備忘錄上記下一筆，這樣就不會輕易忘記。即使忘記了，也較易回想起來。學習也是如此，第一次學習某一新課題時，要認真學透，以後再輪番復習，鞏固已有印象就不易忘記。

2.學習力

在學習方面，老年人因為知識面廣，經驗多，理解能力一般比青年人強，但記憶力就遠不如年輕人了。這在新學一種外文時就表現得非常突出。老年人新學一種與自己已懂外文無關的外文，最大的困難就是生詞記憶不牢。如果新學的一種文字與自己已學過的外文有關，例如會英文的人再學法文，則因許多詞的字根和詞義相同，就比較易學易記了。

在學習方面老年人的耐力是比青壯年差的。老年人因體力下降，不能熬夜，不能勝任太緊張的學習，但這並不是老年人沒有學習能力。在美國老年人上大學念書的為數不少，大學暑期學校中讀書的學生裡五六十歲的老學生是司空見慣的。報載美國有一位89歲高齡的退休記者，1980年在美國堪薩斯大學取得碩士學位，並準備繼續攻讀博士學位，他並不把讀書作為消遣，也不把讀書作為一種晚年的消閒活動，而是孜孜不倦地研究17世紀西班牙哲學家的作品，其用功程度不亞於一般青年學子。堪薩斯大學曾試辦過一個老人班，就讀的全是年逾80的老年人，結果成績都很好。在中國這種例子亦不是沒有，1982年北京報紙曾刊載過北京市有兩位退休人員繼續讀書得到嘉獎。筆者本人在74歲才開始自學日文，北大的王力教授80歲也在自修日語，這說明老年人還是有一定學習能力的，不過學習效果不如年輕人那麼高，倒也是事實。

3.思維能力

對於那些有專門訓練和豐富工作經驗的老年人來說，他們的思維能力一定不比一般普通人低，因為這些人的知識面廣、經驗多，他們考慮問題時必然更周密、更全面，古今中外歷史上很多比較正確的策略、計劃都是這樣一批老年人制定的。不少大政治家、外交家、科學家、企業家和藝術家都是在老年還作出巨大貢獻，在中國這樣的例子也很多。這就說明了人在一定時限內的思維能力，並不一定隨年齡增高而下降，關鍵在於是否經常使用他們的腦子進行思維。人的腦是愈用愈靈，不用即遲鈍的。

4.創造力

創造力與智力一樣，青年時智力高的人，到老年時其智力也必高；青年時富於創造性的人進入老年後，其創造力也必然較高。這說明一個人在青年時期得到良好的訓練，有較好的知識和技能，富於創造性，他進入老年時期後也仍會做出創造性的事業。世界上那些做出偉大事業或有重大發明的人，都是在29歲到40歲這個階段就對他們所從事的行業有所表現，露出頭角。沒有一個人是在青壯年時期一無所長，而能在老年做出創造性事業的。對一個科學家來說，30～40歲或更早一些是他的黃金時代，因為人到30歲時已取得了充分的知識和技術，具備了發展自己才能的手段，如果在此時他已表現出創造能力，則他不僅在中年時期能有成就，就是進入老年後，也必然仍富於創造力。只要能經常不斷地工作，不斷使用自己的腦和手，他的智力就越用越發達，即使到七八十歲智力也不會顯著降低，也能做出優異成績。下面讓我舉幾個實例來證實這一論點。

歌德（1749～1832）83歲時才完成他的名著《浮士德》。

甘地（1869～1948）78歲時還繼續領導他的人民反抗英帝國主義。

巴甫洛夫（1849～1936）80歲以後還對精神病作出重大貢獻，提出了兩個信號系統學說。

齊白石（1863～1957）90歲時仍繼續他的創作。

筆者本人在80～90歲10年中完成了大量的著述工作，現年108歲頭腦還很清楚，身體健康，每天工作1～2小時，修訂自己已出版的專著。

一般來說，自然科學家、書畫家比作家發揮才能的時間更長，政治家中不少人在老年時還表現出傑出的才能。

這些人的晚年成就，說明了人的創造力到晚年亦未見顯得衰退，其中有的人還是「大器晚成」，在他們的晚年才完成偉大的事業。

如果有人認為人老了，大腦細胞死得多了，會影響智慧和創造力，就無所作為，是大可不必的。因為人腦的細胞有充分儲備，一個老年人只要能適當地堅持用腦，並知道適當地休息，在一定時限內他仍然可以頭腦清楚，思維敏捷，保持著青壯年時期的活動。這種事例在從事腦力勞動的老年科學家和老年政治家中是屢見不鮮的。

㈢如何保護腦力

人腦的結構複雜、精細，易受傷害，同時又是代謝旺盛、活動很多的器官，需要大量氧氣和能量的供給，因此，人在思維、生活和工作各方面都需要注意保護自己的腦器官。有關護腦的方式甚多，下列幾項，特別重要。

1.要讓大腦有充分的休息

大腦的活動是不停止的，它的興奮和抑制同時存在。人們必須保持寧靜的生活，使興奮與抑制兩種矛盾的作用得到協調，才能期望得到正常生理，身心健康。

腦子要用，但不能過度，需要活動，更需要休息，消除疲勞。睡眠是使腦子休息的最好方法。因為睡眠時腦子所受的抑制遠比興奮大，可以消除由興奮引起的疲勞。白天工間休息時，閉目養神，午休時打盹或小睡，晚餐後靜坐片刻都是有益的休息方法，夜間安穩地熟睡8小時，更是保護腦子功能的必要措施。

2.給大腦充分營養

大腦活動多，代謝旺盛，需要大量氧氣和各種營養素供給熱能。由於大腦的糖代謝和谷氨酸代謝特別旺盛，除從正常合理膳食中取得的營養素外，還可適當地每天補充點蜜糖、奶、蛋、魚、肉、水果以增加其營養。脂肪代謝在大腦中不顯著，但新近發現，不飽和脂酸中的高不飽和脂酸，例如二十二碳六烯酸（DHA）對小兒腦發育及腦細胞突觸的再生有好處，因此，在食譜中加點魚類和魚油是有益的。此外，各種維生素，特別是維生素B1、微量元素中的鐵和鋅對腦的保護亦可能有益。

3.不吃對大腦有害的食品和藥物

煙、酒對大腦有害是肯定的，濃茶、濃咖啡飲多了也對大腦不利，宜少飲；一切安眠藥、鎮靜劑和麻醉品都是對大腦有毒的，只有經正規醫生處方，方能服用。

十六、老年病防治常識

由於自然規律和環境影響，人總是有可能生病的。老年人的器官功能逐漸下降，抗病力減低，患病是很自然的，患老年人常發的所謂老年病就更是自然了。我們對待任何疾病都要防重於治，老年人（中年人也是一樣）如果對幾種老年病的病因、預防、治療和調護都有一些基本常識，則未病時知道如何防，有病時知道如何治和如何護，病後知道如何養，這就有可能不生病或少生病，即使生了病也能較快康復，減少自己心理上的很多壓力和肉體上的痛苦。

老年病是指老年人常見的疾病，主要是指下列幾類疾病：

㈠心血管病

心血管病一般是指冠心病、高血壓病、心律不整和肺心病。

1.冠心病

症狀：冠心病是冠狀動脈粥樣硬化性心臟病的簡稱。初期可能有胸悶或頭暈等症狀。但其主要症狀為心絞痛和心肌梗塞。

病因：冠心病是由冠狀動脈病變引起的心臟病，欲瞭解本病的原因，首先須瞭解什麼是冠狀動脈以及它的功用。

冠狀動脈是由主動脈根處分出的幾條進入心肌供給心臟肌肉新鮮血液的血管（圖16-1）。

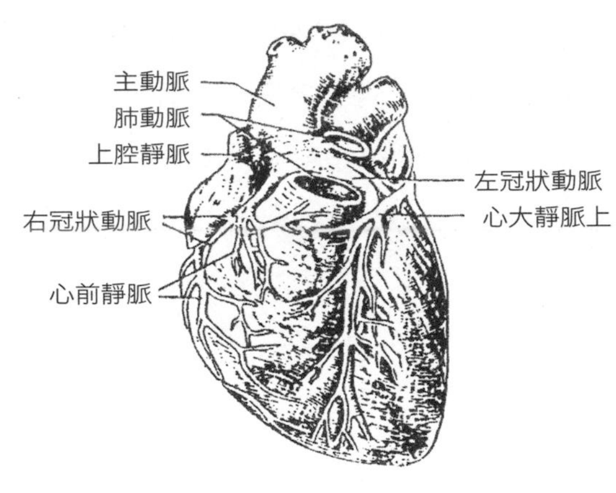

圖16-1　心臟冠狀動脈

心肌活動所需的養料全部由冠狀動脈供給，心臟日夜不停地搏動，將大量動脈血泵到全身各部分去，供給各器官的養料和氧氣。整個心臟所需的養料和氧氣也是靠冠狀動脈輸進的大量鮮血來供給的。

心臟有左心房、左心室、右心房、右心室（圖16-2）。

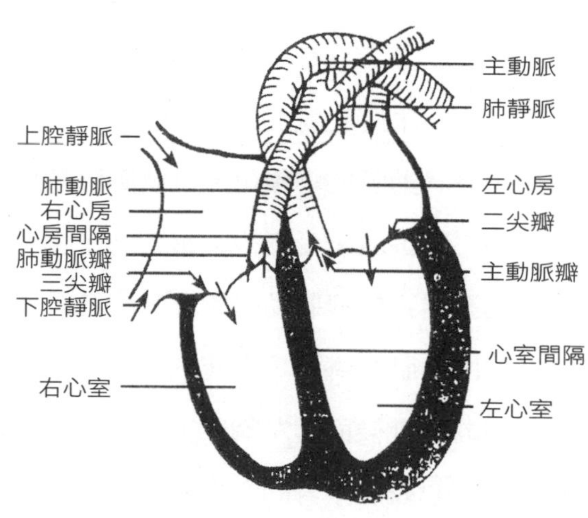

圖16-2　心臟構造圖

從左心室排出的鮮血進入主動脈後，一部分動脈鮮血即由冠狀動脈流入心臟肌肉。保持冠狀動脈暢通無阻，對保護心肌是絕對重要的。

正常人血管的內壁有一層光滑的內膜，冠狀動脈也是一樣。如果組成血管的結締組織發生硬化或細胞更新不正常，冠狀動脈的內壁即會變得很粗糙，再加上機體的膽固醇失調（合成多於分解）或由食物中吃進的膽固醇太多，這些膽固醇就會沈著或滲入到這層已經不光滑的內膜，使冠狀動脈的內壁變得更粗糙不勻，從而形成粥樣化，管徑也隨之變得更狹窄，就形成了所謂冠狀動脈粥樣硬化性心臟病，簡稱冠心病。

全身各大動脈都可能發生程度不同的粥樣化，但直接引起心臟病的只是冠狀動脈的粥樣化。冠狀動脈粥樣化如不嚴重，不廣泛，在心肌供血未受到嚴重影響時，也不會引起心臟病；但如果已發展到使冠狀動脈管腔狹小時，便可能產生一些症狀，例如由心肌血供不足引起的心絞痛。心絞痛的部位多在胸腔正中的胸骨後面（左胸部）。心絞痛往往在幾分鐘內即完全消失。心絞痛本身的發作並無多大危險性，只不過是對病人發出冠狀動脈有明顯粥樣硬化的警告而已。服用適當藥物治療，精神不要緊張，不要過累，保持病情不發展，也就可以不至於影響生命。如果某一支冠狀動脈的某一處，由於粥樣化病變過重，血液在這裡凝固起來而突然將這條動脈完全阻塞，那就會使由這條冠狀動脈供血的一部分心肌突然缺血，發生持續性劇痛，這種情況稱冠狀動脈血栓形成。當這一部分心肌因為無血液供養失去生機時，稱為心肌梗塞。心肌梗塞的嚴重性取決於被阻塞的冠狀動脈的大小和是否為主要冠狀動脈。如果被梗塞的只是冠狀動脈的一個分支，那麼，發生血栓時雖然疼痛劇烈，但所影響的心肌面積小，由於有其他未梗塞的冠狀動脈的代償作用，整個心肌仍能正常工作，不致有生命危險。如果被梗塞的是一條主要冠狀動脈，栓塞的心肌面積廣泛，那就可影響心臟的正常功能而成為比較嚴重的心臟病，這往往可以使人致死。

冠心病病人應當隨身攜帶救急藥物（如硝酸甘油片、潘生丁之類）。當心絞痛發作或自覺有發病情況時，應立即含服硝酸甘油片一片，並在原位靜坐或靜臥，待症狀消失後，再請醫生治療。切忌在病症發作時，移動病人體位，或急於送醫院。

冠心病病人平時如有胸悶或頭暈時，可服潘生丁或氨茶鹼一片。

冠心病病人應保持精神舒暢，生活規律，寡欲清心，充分休息，飲食清淡，並多食含維生素的食物，如蔬菜、水果及適當食用牛奶、雞蛋（例如每天喝250克牛奶，吃一個雞蛋），少吃油脂（不吃豬、牛、羊脂，可吃適量植物油和魚油），禁止煙酒。可做適當運動，並遵醫囑服用維生素A，E，C和B族維生素，以及降脂藥物和擴張冠狀動脈的藥物。

2.高血壓病

症狀：高血壓病是血壓長期持續超過140/90毫米汞柱的病症。有的病人還會有心悸、氣促、頭暈、頭痛、耳鳴、失眠和易激動等症狀。X射線透視可見有左心室肥大、擴張，嚴重時可能發展為左心衰竭，甚至全心衰竭。眼底檢查可發現視網膜動脈硬化。腦血管可因血壓增加發生痙攣形成腦血栓，甚至破裂，導致腦溢血（偏癱）。腎臟亦可能因血壓高，腎單位破壞太多而發生腎功能不全。

病因：高血壓病的原因複雜，一類是由遺傳因素和高級神經活動障礙，如長期精神緊張、過度憂鬱、煩躁、缺乏睡眠休息等精神因素引起的，稱原發性高血壓病。另一類是由其他疾病如腎病和某些內分泌病引起的，稱繼發性高血壓病。

高血壓為何能引起心臟病呢？這是因為人的血液循環是由左心室收縮，將左心室的血泵入主動脈，由主動脈再把血液分佈到全身各器官組織。左心室收縮時的壓力必須超過主動脈中血液的壓力，才能將心室的血液泵到主動脈。高血壓病人主動脈內的血壓升高，這時左心室仍要泵出同樣多的血液，它的收縮力就必須相應增大。由於長期不斷地加強收縮力便會使左心室肌壁肥厚起來。由於冠狀動脈供給心肌的血液有一定限度，它不能隨著心肌的肥厚而相應增多，結果心肌得不到足夠養料和氧氣，左心室開始衰弱，遂形成了高血壓心臟病。高血壓病很容易引起動脈硬化、冠心病和腦溢血等疾病。

高血壓病的治療方法有：

⑴遵醫囑服用適當的降壓藥物。

⑵解除思想顧慮，認識到高血壓病是老年人的常見病，只要防治適當，並不是非常危險的。

⑶在專家指導下採用適宜自己的體療（如氣功、太極拳、靜坐之類），並改變對本病有害的飲食和生活習慣。

高血壓病人應注意以下幾點：

⑴高血壓病人應保持精神樂觀、寧靜，消除緊張、憂鬱，必須認識到高血壓病是慢性病，是一種可以控制但不易徹底治癒的疾病。要早期防治和堅持長期治療，要根據病情，選用對自己最適合的降壓藥，並適當調換藥品種類和劑量。如不及時控制血壓，日久就很有可能引起心、腦、腎等器官的併發症。

(2)要堅持適當運動治療，可根據自身情況適當採用散步、快步、氣功、太極拳、廣播操一類的體操運動。本書「運動鍛鍊與防衰老」一章介紹的床上操和綜合體操也簡易適用。運動要循序漸進，量力而行，不要弄得精疲力竭，造成意外事故。

(3)要形成規律的生活習慣，早睡早起並養成午睡習慣，要勞逸結合，動靜適宜，不吸煙、不飲酒，不進行過分興奮的娛樂。

(4)飲食應清淡，少吃或不吃動物性脂肪和含膽固醇高的食物，如魚子、蟹黃、肥肉、腦、肝等臟器食物。要適當多吃豆類、蔬菜、鮮果，不吃太鹹、太甜、太辣食物。進食要定時定量，細嚼慢嚥。有條件的人，每天可飲半磅牛奶、吃一個雞蛋。可適當加服一些維生素B1、B2、B6、C及E等。

(5)萬一不幸中風，應先讓病人安靜臥床，頭部可略抬高，並稍後仰，如有嘔吐，則讓病人頭部偏於一側較好，以免嘔吐物嗆入氣管。

過早搬動病人會加重腦出血，在送醫院過程中必須平衡，切忌震動顛簸。

3.心律不整

症狀：心律不整是心臟搏動不按正常途徑傳導，或傳導受阻所致。主要的有早搏（或稱期外收縮）、心房顫動和傳導阻滯等三類。青壯年和老年都常有此病。

早搏，又稱期外收縮，是心律不整的一種，正常人的心律或心臟搏動是每分鐘72次左右，但有的人有時會感到「心臟暫時停跳，或間歇跳動」的現象，這就是早搏。

心律不整病者應注意的事項：

(1)有早搏現象的患者，應請心臟專科醫生診斷，作必要的檢查，特別需要做心電圖檢查，確診心臟是否有器質性病變。如僅屬功能性早搏（例如偶爾有一次早搏）則應保持鎮靜，必要時在醫生處方下服用適當鎮靜藥物，如安定之類。同時，要盡可能消除一切誘因，要注意休息，減少腦力勞動，避免情緒波動，要戒煙酒、濃咖啡、濃茶等刺激性飲食。

(2)如系器質性早搏，則須請醫生治療，如果頻繁出現早搏如二聯、三聯早搏及多源性早搏，應由專科醫生對症治療，防止引起室性心動過速，心室撲動，甚至心室顫動，以免造成突然死亡。病人自己更要安心養息，服從治療，以樂觀心理對待疾病。

(3)傳導阻滯患者應由醫生採取適當治療，解除冠心病的病因，並遵守冠心病應注意的事項。

4.肺心病

肺心病是由肺部疾病引起的心臟併發症，故稱肺原性心臟病或簡稱肺心病。這是中年、老年人常見的心臟病之一，患者多數在40歲以上，男性發病率比女性高，吸煙者的發病率比不吸煙者高。

症狀：肺心病的臨床症狀主要為咳嗽（98%）、咳痰（88%）、氣短（93%）、心悸（83%）、咳血（12%）、頭痛（15%）、消化道出血（5%）、心力衰竭及紫紺等；有呼吸道感染的病人還伴有低熱。

心力衰竭病人，主要為右心衰竭，少數為全心衰竭，多有紫紺、下肢水腫、少尿、右上腹脹痛等症狀。

病因：肺心病的病因是呼吸和循環系統功能不全引起的，大都繼發於慢性氣管炎、哮喘性支氣管炎、支氣管擴張及其併發症、肺氣腫等。早期病人通氣功能發生障礙，繼而發生缺氧和二氧化碳瀦留，最後出現右心功能不全。

肺心病應在醫生指導下用扶正固本、標本兼治的方法，辨證治療，急則先治其標，緩則先固其本，宣肺化痰、止咳平喘、改善呼吸功能。控制呼吸道感染，保持呼吸道通暢等都是治標的方法。對心力衰竭的病人還需輸氧、利尿和強心。

要注意防止各種併發症，如急性肺水腫、休克、肺性腦病等等。因為併發症是導致肺心病死亡的主要原因。

預防肺心病須注意下列各點：

(1)預防感冒：感冒與慢性氣管炎、肺氣腫、肺心病關係密切，感冒往往導致慢性氣管炎急性發作，從而加強肺心病病情，嚴重時會造成死亡，因此，預防肺心病，首先要預防感冒。

預防感冒的重要措施是堅持戶外運動，注意飲食衛生，增強機體抗病力，氣候變化時，要注意冷暖和保溫，發生感冒後立即休息，多飲水並請醫生診治。

(2)防治慢性氣管炎：慢性氣管炎是呼吸道反復感染引起的。它是肺心病的主因，又是引起肺心病急性發作的誘因，故防治慢性氣管炎對防治肺心病的意義非常重大。慢性氣管炎的發病原因很多，氣候變化、化學性刺激和病菌侵入等等都是慢性氣管炎的發病外因，身體免疫力低是發病的內因。故防治慢性氣管炎的方法，首先要扶正固本，增強身體抗病力；其次為控制感染，化痰平喘，避免發病誘因。

(3)呼吸鍛鍊：鍛鍊身體、增強體質是預防疾病的主要措施，對於早期或緩解期肺心病患者，應根據個人情況，堅持開展適合於自己身體的鍛鍊，這不僅可以增強體質，提高抗病能力，而且還可改善呼吸功能，促進心臟血液循環，有利於疾病的康復。

呼吸鍛鍊主要是通過增強腹呼吸，使膈肌活動度增加，阻止肺氣腫進一步發展，達到改善呼吸功能的目的。

(二)支氣管炎及肺氣腫

支氣管炎是支氣管黏膜的病變，分急性和慢性兩種類型。慢性支氣管炎為老年人常見的呼吸道疾病，也是對老人威脅性較大的疾病，因為支氣管炎可能轉為肺炎。

1.急性支氣管炎

症狀：本病多發生於冬季及氣候變幻無常的季節。起病時往往有上呼吸道感染症狀，如鼻塞、噴嚏、咽痛、聲嘶等。本病發病較急，全身症狀輕微，可有低燒、全身不適和酸痛，接著出現的症狀為乾咳，1～2日後可咳出黏液樣或黏液膿性痰。3～5日後，症狀逐漸好轉，咳嗽有時可持續2～3星期。老年人的急性支氣管炎容易轉為肺炎。

病因：本病主要是因病毒和細菌入侵氣管黏膜而引起的，其次是煙塵和化學刺激。

急性支氣管炎常發生在患傷風之後，因此，患者多先有傷風症狀，以後才有咳嗽、吐痰等支氣管炎症狀。

傷風感冒與支氣管炎是有區別的。傷風主要表現為低燒、鼻塞、打噴嚏、流涕、輕度畏寒和全身酸痛，一般4～7天可痊癒。流行性感冒起病較急、體溫較高（39℃以上），頭痛劇烈，上呼吸道症狀輕微，體溫3～5天即下降，漸漸恢復正常，這同上面所述支氣管炎的咳嗽、吐痰症狀是有區別的。

急性支氣管炎病人應注意事項：

⑴發病時即應及時看病服藥，注意休息、保暖，多飲開水。

⑵預防方法主要為加強運動鍛鍊，避免受寒和感冒，冬天外出戴口罩，適當加強營養和注意休息。

⑶戒煙。

⑷重視感冒，積極預防和治療感冒，不使感冒轉為支氣管炎。

2.慢性支氣管炎

症狀：本病臨床表現為長期反復咳嗽，天冷時易引起急性發作，痰可為黏液樣或膿樣，黏稠不易咳出，久患本病者可引起肺氣腫，少數患者可並發支氣管擴張。

病因：本病多由急性支氣管炎轉變而來，也可繼發於其他疾病如哮喘、支氣管擴張或心臟病之後。長期暴露於刺激性灰塵或氣體中亦可引起本病。

慢性支氣管炎一般用對症治療。預防方法與預防急性支氣管炎同。

3.肺氣腫

肺氣腫是指細支氣管、肺泡管、肺泡囊和肺泡的膨脹和過度充氣，從而導致肺組織彈力減退和容積增大的總稱。肺氣腫有多種類型。

症狀：凡由慢性支氣管炎或其他肺部慢性感染引起者，其症狀為多年咳嗽、氣急，病情加重時，即使輕度活動或平地走路時亦感氣促。當氣候寒冷，支氣管分泌增多，更會感到胸悶，氣促更為顯著。若並發呼吸道感染，通氣不足，即可出現缺氧和二氧化碳瀦留等一系列症狀，如紫紺、頭痛、心動過速、嗜睡、精神恍惚等症。若不及時治療可迅速發生呼吸衰竭。

病因：老年性肺氣腫是由於肺組織的生理性衰退和膨脹，導致肺功能減低。重度肺氣腫可使肺泡和肺毛細管破壞，降低通氣量，從而發生缺氧，出現二氧化碳瀦留，血容量和血液黏稠度增加，引起肺循環阻力增高，增加右心負擔，最後發展為肺原性心臟病。

藥物治療以祛痰、支氣管解痙和控制感染為主。一般治療慢性支氣管炎的方法都可用來治療肺氣腫。氣急可服氨茶鹼0.1克，每日三次，使支氣管解痙。可採用腹式呼吸來改善肺功能。

本病的預防，主要是防止和治療引起本病的慢性支氣管炎、支氣管哮喘等疾病，增加身體健康和抵抗力是改善肺功能和預防肺氣腫的最根本方法，太極拳、柔軟操、步行等都是有效的預防方法。

㈢腦血管疾病

症狀：腦血管疾病，主要指腦血栓和腦溢血，這兩種病都可引起一種共同疾病即中風。其症狀主要表現為神智昏迷，語言障礙，感覺麻木和偏癱。

病因：腦血栓和腦溢血的病因都是由於高血壓和動脈硬化所引起的。

高血壓病持續多年後會引起全身動脈硬化，以後逐漸發展成為動脈粥樣化。當某一支腦動脈發生堵塞，就會引起腦缺血，如果某一支腦血管破裂，即引起腦溢血。這兩種情況都會引起半身不遂（偏癱）或全身癱瘓。

腦血栓形成及腦栓塞引起的短暫性腦缺血，稱為缺血性中風。這種中風病人的血壓可高可不高，其發病機理與心肌梗塞相同。主要是由於腦血管硬化，血管內膜的脂質變性，膽固醇沈積滲透而使血管腔變狹窄，結果形成血栓，使血管堵塞。該區腦組織因血供不足，出現軟化、壞死、水腫以及突然發生偏癱和不能講話等局部性神經症狀。有腦動脈硬化的人，不一定都中風，只有當動脈管徑狹窄到80%～90%以上時，才會引起腦缺血中風。

腦溢血則是高血壓病最嚴重的常見併發症，是由於腦動脈硬化，腦血管脆性增加所引起。高血壓所引起小動脈痙攣或閉塞，使血管易於破裂，發生腦溢血。

中風病發作時即須請醫生診治。在醫生未到達之前，家屬可酌情採取下列措施：

⑴出血性中風，即腦溢血病。患者面色潮紅，早期症狀有高血壓頭痛、頭暈，起病突然，病發後神志昏迷。應首先防止繼續出血。為此，非必要時，不搬動患者，並解開患者衣扣，使之便於呼吸，頭部可用冷水或冰塊做冷敷，等待醫生前來急救。為了減輕腦水腫和促使血液吸收，可由醫護人員靜脈注射50%的葡萄糖液40～60毫升。

⑵非出血性中風，即腦血栓病。病人面色一般蒼白，早期症狀常有頭暈、頭痛，有的無高血壓，起病緩慢，應盡快使腦血管擴張。為此，應將患者頭放平，並用溫水洗頭和服用擴張腦血管藥物（如腦益嗪之類），等待醫生處理。

預防措施：

⑴高血壓病人應注意的事項都要遵守，如不幸中風，仍應本既來之則安之的樂觀態度，避免情緒波動，生活規律化，勞逸結合。

⑵堅持長期有效的降壓治療，減少血壓持久性過高。

⑶糾正脂肪代謝紊亂，控制飲食，不讓體重增加，多食蔬菜、水果及B族維生素（如維生素B1，B2，B6）及維生素C等。

(4)積極治療和採取必要的運動鍛鍊。

(5)如嚴重到不能行動自如，則應加強護理，預防褥瘡和肺部感染。不太嚴重的偏癱，經適當治療後，還有部分恢復的可能。

(四)癌腫

癌症是當前最兇惡的疾病。癌症的死亡率有躍居因病死亡率第一位的趨勢。癌症死亡率之所以極高，主要原因是癌症的早期診斷不易和目前還缺乏真正有效的治癌方法。

症狀：人體除毛髮和指甲外，任何部位都可能發生癌腫。因此，癌腫的症狀是多種多樣的。儘管如此，也有其共同之點，即癌腫都表現為細胞無限制的惡性增生。

癌症在發病初期往往症狀不典型，或無症狀，不易作出早期診斷以便盡早醫治，及至症狀典型時，病情又往往進入了中期或晚期，癌細胞已轉移，難於醫治。雖然如此，但其症狀的發展亦有其特徵。當病症一開始，組織即無限制地迅速增生，形成包塊。癌細胞外面常無包膜，極易侵入和破壞周圍組織，形成糜爛、潰瘍，並經淋巴或血流轉移到局部淋巴結和遠部的器官。患者晚期則有營養不良、貧血、體重減輕和全身衰弱症狀，最後死亡。

癌腫的前期症狀：癌腫可在人體除毛髮和指甲外的任何部位發生，症狀多種多樣，而且症狀多不明顯，但還是有一些先兆預示癌腫的可能發生。下列的一些現象，已被認為是癌腫發病的「警戒信號」：

⑴身體任何部位發生原因不明的腫塊，尤其是逐漸增大者。

⑵沒有受過外傷而發生的任何部位的潰瘍。

⑶中年以上婦女不規則的陰道流血或白帶增多，帶血或有惡臭。

⑷胸骨後不適，進食後悶脹、灼痛或進行性加重的吞咽不順暢。

⑸久治不愈的乾咳、痰中帶血或持續性的聲音嘶啞。

⑹進行性食欲減退，上腹不適，積極治療無效或不明原因的消瘦和貧血等。

⑺大便帶血或習慣改變，如便秘、腹瀉或便秘腹瀉交替發生。

⑻不明原因的鼻出血、聽力減退、頭痛、嘔吐或視覺障礙。

⑼身體任何部位的痣突然增大，破潰出血，局部刺癢、灼

熱、疼痛及顏色改變，或原有的毛髮脫落等。

⑽原因不明的血尿，特別是長期無痛性血尿和排尿不暢。

凡身體出現上述某種現象時，都必須及早請醫生檢查，明確診斷及時治療。

病因：癌症的發病原因，各家意見不一，有人認為精神因素與癌腫發病有關，其理由是精神狀態不好的人，易患癌症。調查結果表示，多數癌腫病人是多愁善感，情緒憂鬱，在癌症發作前受過情緒上的嚴重打擊。另有人認為75%～80%的癌症是由環境因素所造成的，例如吸煙、酗酒，長期食用致癌食物、化學製劑，以及其他在工作中接觸的致癌物質，都可導致癌症。

目前醫學家和科學研究人員對致癌因素的看法主要有兩派：一派認為癌腫是由多種因素引起的，其中包括化學因數、物理因數和病毒。這些因數要通過機體適宜的內因（敏感性）激發，才能引起腫瘤。另一派人則認為癌腫都是由病毒所引起。長期在體內潛伏的病毒由於外來的化學或物理因數的激發而活化，就會發生癌腫。癌腫的病毒學說，目前很受重視，很多種動物都可能發生由病毒引起的癌腫，但人體的癌腫由於病毒引起的證據還不多。佤基特淋巴瘤（在非洲一些地區多見）、鼻咽癌、乳癌和部分白血病都可能同病毒感染有關。新近日本京都大學化學研究所高滾滿教授等人的研究指出，一種腺病毒-12型的DNA由3萬個鹼基配對組成，其中段部7%的部分對小鼠有致癌作用。癌腫的病毒學說，在解釋癌症發病原因的學說中頗佔優勢。

在美國，最近有人指出遺傳與癌的發生有關，例如黑人前列腺癌的發病率比白人高37%。華盛頓大學的一個分子生物學家認為前列腺癌可能有10個基因，還有人認為前列腺細胞的生長是由雄性激素睾丸酮的刺激。男人性衝動過盛，睾丸酮分泌亢進，也可能引起前列腺肥大，導致前列腺癌。

中外推薦的治療癌腫的方法雖多，但除對某幾種癌（如喉頭癌、直腸癌、膀胱癌、前列腺癌、乳癌和甲狀腺癌等）在早期發現時用手術根治有較好療效，病人生命可以相對延長外，目前常用的放療（即用放射性元素如鈷-60照射）和化療（治癌的化學藥品），都不是安全有效的方法。因為放射性物質和治癌藥品對癌細胞和正常細胞同樣有傷害作用，病人在治療過程中往往元氣大傷（指機體正常細胞和功能受損）導致死亡。目前正在研究發展中的基因療法，將來有可能找到有效的治癌方法。

癌腫是防不勝防的，不過身體健康、抗病力強的人，比較不易被癌侵襲。根據癌腫的發病原因以及參照1978年9月日本國立腫瘤研究中心河內卓的意見，下列10條措施可供參考。

⑴保持心情舒暢，避免過分緊張。

⑵生活規律化。

⑶勞逸結合，堅持運動鍛鍊。

⑷不偏食，食物種類要常變換。

⑸避免飲食過量過飽，少吃脂肪，不吃過燙食物。

⑹不吸煙、酗酒。

⑺不吃燒得過焦的食物。

⑻不吃霉爛食物、醃漬食物。

⑼避免放射性傷害，不讓日光過度曝曬。

⑽避免致癌化學物品傷害。

此外每年至少進行一次全身檢查，平時注意上述多種癌腫警戒信號，並及時採取措施。

㈤老年性糖尿病

糖尿病是因機體利用糖的功能降低而引起的代謝紊亂病。患者的糖耐量降低，尿中經常有還原糖出現，故稱糖尿病。

症狀：各種年齡的人都可能發生糖尿病，分幼年型及成年型兩類。老年性糖尿病屬於成年型，患者多為40～60歲之間的成人。主要症狀一般為多尿、多飲水和多食，嚴重時可發生疲乏消瘦、酮尿和酸中毒。並發病有：糖尿病昏迷、皮膚患癬癰、皮膚瘙癢、肺結核、心血管系疾病（如冠狀動脈粥樣硬化和糖尿病性心臟病）、視網膜病變、白內障、夜盲和周圍神經炎等。

老年性糖尿病患者初期，大多貌似健壯，臉色紅潤，食欲旺盛，自覺身體健康，精力充沛，故多被忽視漏診或誤診，導致嚴重的併發症。

病因：糖尿病分原發性和繼發性兩類。原發性者占絕大多數，繼發性者占極少數。

原發性糖尿病的病因多屬於遺傳性，由於先天遺傳關係，胰島素分泌不足，或胰島素受體數減少，使胰島素不能發揮作用，引起糖、脂肪及蛋白質等代謝紊亂，身體不能利用血糖，而使糖進入尿內。老年性糖尿病是屬於繼發性的，但其病因還不很清楚，可以是多種因素形成的糖耐量降低引起的。

繼發性糖尿病多由於：

(1)疾病後所引起（如胰腺炎、胰腺癌及胰切除等）。

⑵內分泌紊亂引起，主要由於抵抗胰島素的各種內分泌腺（如垂體前葉及腎上腺皮質）機能亢進。

⑶藥物（如長期使用腎上腺皮質激素藥物和利尿劑如噻嗪類藥物）所引起的。

慢性糖尿病患者，只要適當控制飲食，適當治療和休息，疾病並無太大的威脅。對老年性糖尿病病人來說，怕的是因病輕而漏診，以致因糖尿病而引起的脂肪和蛋白質的代謝紊亂，結果酮體（酸性）在體內滯留過多而發生酸中毒或昏迷，及其他併發症，特別是心血管系統併發症。糖尿病病人死於心血管系統併發症者占70%～80%，死於酸中毒及感染、因胰島素及抗生素的使用反而大大減少。

輕度患者只要飲食稍加調節，使胰島得到休息，即能控制病情。對於40歲以上的肥胖患者，應經醫生處方醫治。

預防措施：

⑴保持心情平靜，避免激動。

⑵節制飲食，加強運動鍛鍊，防止過度發胖。

⑶預防並及早治療胰腺炎及一切併發症。

⑷注意預防昏迷及外科感染。

⑸堅持長期治療。

㈥老年性癡呆症

症狀：老年性癡呆症是指老年期發生慢性進行性智力缺損的一種精神病。病人的大腦組織有彌漫性萎縮和退行性改變，有的發生在一種疾病之後。這種病常發生於65歲以上的老人，表現為在不知不覺中大腦迅速發生紊亂，喪失記憶力，智慧減退，精神恍惚，性格改變，例如自私、主觀和固執，生活不能自理，有時往往急躁不安，常因小事而大怒，睡眠障礙明顯，夜不安寢，日夜顛倒。隨著病情進展，智慧缺損更為明顯，記憶力日益衰退，前說後忘，自己的東西一放手就回憶不起來。最後，嚴重喪失思考和理解能力，口齒不清，發音含糊，言語雜亂無章，行為顯得幼稚愚蠢，甚至喪失意識。病程後期，患者終日臥床，大小便不能自理，癡呆性更加嚴重。

病因：老年性癡呆是一種病因不明又無有效治療方法的疾病。最近英國有人發現，初期老年癡呆患者的大腦中缺少乙酰膽鹼合成酶。乙酰膽鹼是神經元之間傳遞資訊的主要物質，沒有乙酰膽鹼，神經的傳導就會發生障礙，出現精神紊亂症狀。還有一些科學家認為老年性癡呆病是由遺傳基因所決定。他們發現在老年性癡呆症患者的親屬中，這種病的發病率高於其他人群，在65歲的人中，一般人的發病率為1%，癡呆症病人的兄弟姐妹的發病率為4%，病人的子女為10%，可是這種導致癡呆症的遺傳基因，至今還未找到。

還有人發現病人大腦中的鋁含量高於正常人，懷疑鋁可能與癡呆症的發病有關。

雖然目前還無法治療老年性癡呆病，我們還是應該對這種病人作全面徹底的檢查，對那些由甲狀腺功能減退而引起發病的，應給予甲狀腺激素治療。因藥物副反應或過量引起發病的，應立即減量或停用。對精神壓抑的病人，要設法使他們的生活有規律，做一些輕微的、能帶來樂趣的家務活，或做一些娛樂活動，給他們創造一個良好的精神環境。也可用適當藥物以減輕病人的焦急不安和壓抑感。

病人的家屬應注意：

(1)給病人以生活上的照顧，防止因大小便失禁及長期臥床所引起的褥瘡、感染，防止跌倒發生骨折。

(2)不讓患者一人單獨外出，以免迷失方向找不到家門。

(3)對吸煙病人，要防止亂丟煙頭而引起失火。

㈦前列腺肥大和前列腺癌

1.前列腺肥大

症狀：前列腺是男人膀胱頸尿道周圍的一種腺體。男性在60歲左右或60歲以後，由於雄性激素分泌的變化，不少人發生前列腺炎或肥大。這種病症往往是尿道受肥大的前列腺壓迫，排尿不暢，出現尿流變細、尿頻、尿渾濁和尿瀦留。患者常有膀胱部（小腹）不適感，嚴重時能引起膀胱及膀胱憩室等病變，還可引起腎臟感染。

病因：主要是由於睾丸酮分泌亢進引起的。不正常的性刺激，如手淫及過多性行為都可能是本病的誘因。膳食中脂肪過高也與本病有關。

患前列腺病的人是極其痛苦的，老年人一有上述初期症狀就應及早求醫診治。治療方法有保守治療和手術治療兩種。治療早期前列腺炎或前列腺肥大，往往採取服藥的保守療法，在保守療法不奏效而病情日益加重時，應考慮手術治療。只要醫生技術高明，各階段的治療和護理又適當，那就沒有大危險。治療中，在做尿道膀胱鏡檢後必須立即給病人安上導尿管，以防因檢查造成的尿道創傷而引起的尿道水腫，給病人帶來排不出尿的劇烈痛苦。

在前列腺摘除手術中如果醫生不慎，將控制尿流的括約肌及管理陰莖勃起的兩條神經切斷了，就會給病人留下尿失禁和陽痿兩種令人難受的後遺症。

新近美國食品和藥物管理局已批准使用微波治療前列腺肥大的前列腺治療儀，能代替藥物和手術治療。如真有效，那將是前列腺肥大患者的福音。

前列腺肥大是由雄性腺分泌功能紊亂引起的，很難預防。但是，性衝動及性生活有節制的人，前列腺少受刺激，本病的發病率可能會少些。

2.前列腺癌

前列腺癌是男人專有的癌症，發病率和死亡率都很高，而且發病率有日益增高的趨勢。迄今全世界已有幾百萬人罹患了前列腺癌。據調查，歐美的發病率比亞洲高，在美國每5個男人中就有一個前列腺癌患者。

症狀：前列腺癌的早期症狀與前列腺肥大病的症狀相同，也有小腹不適、尿頻、尿細、尿渾濁，排尿不暢和尿瀦留等症狀。隨之而來的是前列腺細胞增生變快，產生淋巴結腫脹，並出現血尿和其他症狀。

病因：前列腺癌的發生與遺傳、性行為、飲食和環境都有關係。美國黑人男子患前列腺癌的比白人高37%，這說明與遺傳因素有關。美國華盛頓大學的分子生物學家們正在尋找前列腺癌基因。他們認為前列腺癌可能有10個基因。

雄性激素內分泌紊亂顯然是前列腺癌發病的重要因素之一。因為前列腺細胞的生長是由雄性激素睪丸酮引起的，睪丸酮分泌的失控，可能導致前列腺細胞的無限制增生而產生前列腺癌。

據調查和實驗所得結果，膳食中的脂肪過高也與前列腺癌發生有關。專家們認為中國和日本等國人們經常食用低脂肪的穀類、蔬菜和魚類，因而前列腺癌的發病率很低。現在日本人的膳食日趨西方化，食用脂肪增多了，所以現在日本人的前列腺癌發病率也隨之而增加了。

通過動物飼養實驗，在美國已證明食用高脂肪老鼠的前列腺癌發病率比食用低脂肪食物老鼠的高；食用高脂肪食物的一組試驗鼠改食低脂肪食物後，它們的癌腫塊增生就慢下來，這進一步說明了高脂肪食物與前列腺癌發生的關係。

治療前列腺癌的方法有5種：

⑴前列腺徹底切除手術，適用於尚未轉移的前列腺癌。

⑵不傷及括約肌及神經的前列腺切除手術，也適用於未轉

移的前列腺癌。用此法50歲以下的患者中有90%可以恢復陰莖勃起功能。

⑶體外放射療法，患者無需住院，治癒率約為20%，但有可能復發及陽痿，部分患者還會出現尿失禁後遺症。

⑷低溫療法，患者只需短期住院，尿失禁現象較少，但很可能出現陽痿，癌細胞可能無法殺死。

⑸激素療法：患者無需住院，腫瘤面積會暫時縮小，但患者可能出現性欲減少，癌腫塊可能在兩三年後復發。

第⑴⑵兩種方法，危險性較大，費用較多，但預後較好。

㈧老年人不能忽視的幾種常見病

常見病中的感冒、咳嗽、便秘、腹瀉、眼花（老視）、耳聾、鼻出血和牙痛等常被人認為是「小病」，不夠重視，這是錯誤的。這些小病可能是某些大病的前兆或誘因，因此，老年人如犯這些「小病」，必須提高警惕，盡早作必要診治，以免貽誤。

1.感冒（傷風）

病因：感冒又叫傷風，是氣溫變低引起的呼吸道疾病。有普通感冒和流行性感冒兩種類型。前者主要由病菌感染，後者由病毒感染所引起。

症狀：普通感冒初發時有打噴嚏、流清鼻涕、鼻咽發幹、低燒等症狀；流行性感冒開始時頭痛、發燒、畏寒、乏力、全身酸痛，有的有鼻塞、流涕，繼而為頑固性乾咳。流行性感冒可能轉為肺炎。老年人患肺炎容易造成心力衰竭而死亡，應特別小心防治感冒。

一經發現有普通感冒症狀，即應臥床休息，多飲開水，服板藍根、複方銀翹解毒散、祛痰靈之類的中藥，同時加添營養，數日後可能自愈。如有流行性感冒並發肺炎症狀，則須住院治療。因為目前尚無治療肺炎的特殊有效藥物，只能對症狀治療，需要醫護人員及時處理。

預防感冒的方法，主要是加強自身的免疫能力。具體措施是：注意氣溫寒熱變化，加減衣服；感冒流行期間出門戴口罩；少去或不去公共場所；加強營養、休息和運動鍛鍊；居室清潔通風，陽光充足，定時在臥室用醋蒸熏消毒。

2.咳嗽

咳嗽是一種反應性動作，它是身體多種疾病的反應。咳嗽也是一種保護性動作，它可將呼吸道的異物、分泌物或刺激性氣體排出，從而保護呼吸功能。

咳嗽的生理是由迷走神經將刺激傳到大腦咳嗽中樞，咳嗽中樞反應引起咳嗽。咳嗽的原因較多，呼吸系統疾病（如氣管炎、哮喘、肺炎、肺癌、肺結核、肺氣腫、胸膜炎等）及心血管疾病（如由心力衰竭引起的肺氣腫，心臟增大壓迫支氣管等）都可引起咳嗽。因此老年人長期咳嗽時，必須找醫生診斷，查明病因，標本兼治。病人應多休息，加強營養和服用適當藥物，如發現有肺癌症狀應及時住院治療。

3.便秘

正常健康人的排便應當是每天1次，如果連續2～3天沒排便或排便困難，就是便秘。

症狀：主要是糞便在腸內停留過久，以致乾燥堅硬，不易排泄。

病因：便秘的原因有習慣性的和病理性的兩種。習慣性的便秘是病人生活無規律，沒有養成條件反射性的定時大便習慣。病理性的便秘則是由腸道疾病所引起。例如與排便有關的膈肌、腹肌和腸肌衰弱，不能有力地促進直腸排便；因病臥床太久，缺少運動，飲水太少，食物太少太精，缺少粗纖維使腸道缺乏刺激，腸套結和腸堵塞等因素都可引起便秘。

在治療方面首先應考慮是什麼原因引起的。如系習慣性便秘，則需改變習慣，可先服用適量輕瀉劑如亞麻仁油丸及利便劑純蜂蜜，多喝開水，早晨起床前按摩腹部及做翹足運動（參考本書第一篇第二章「床上操」會有幫助）。最好的辦法是訓練和培養自己按時排便的習慣。具體措施是每天早晨起床後即坐馬桶，試圖排便，即使排不出大便也要用力試排一段時間後才停止。每天早晨重複排便動作，直至養成一到早晨就要排便的習慣。同時，要改變膳食方式，進餐要定時定量，每餐以吃九分飽為度，多食蔬菜，多飲開水，忌吃過分辛辣、油膩的食物，白天要有適量體力勞動或鍛鍊，如堅持不懈，一定可養成良好的排便習慣，保持健康。

4.腹瀉

腹瀉是指排便次數比正常人增多的現象。有慢性腹瀉和急性腹瀉兩種類型。

慢性腹瀉的糞便稀薄，每天排便次數比正常人略多，症狀很輕，患者無重大不適感覺。一般是由消化不良或輕度腸炎所引起。只要改食易消化的稀軟食物，服黃連素，每日3次，每次2片，加以休息即可痊癒。

急性腹瀉，來勢較快、較猛。糞便如有水樣、膿血樣，伴有明顯腹痛，可能為細菌性痢疾；如系急性發作，伴有嘔吐症狀，則應考慮食物中毒。由於引起腹瀉的原因很多，腹瀉患者，特別是急性腹瀉病人，應盡早到醫院輸液、服藥或打針，以防意外。

老年人如經常患輕度慢性腹瀉，可服黃連素。如無效，則應請醫生檢查、服藥，消除病因。預防腹瀉應注意飲食衛生，防止腹部受涼。

5.眼病

老年人常患的眼病為眼花及白內障。

眼花：又稱老視，即老年人視力減退，對眼前人、物形象看不清楚。其原因是眼睛晶狀體的彈性減低及睫狀肌功能改變，調節焦距的機能紊亂，使由物體發射出的平行光線經晶狀體屈折後的焦點在視網膜上的出現不正常，故看不清物體。補救方法一般是戴凸透老花眼鏡和適當營養、休息和進行眼按摩。

白內障：是眼睛晶狀體部分或全部混濁的眼病。老年性白內障發生於50歲以上的老人。病程分初發期、腫脹期和成熟期。視力逐漸減退，到成熟期時晶狀體完全變為不透明，視覺可全失。

老年性白內障的病因，不完全清楚，主要由於眼代謝失調，晶狀體的蛋白質變性所引起。有人認為與缺乏維生素A和B2有關。

對老年性白內障的防治，未病時應注意正常營養，避免過強光線及一切可能傷害眼力的事項。在初發期，醫生常給病人注射碘化鉀，長期點白內障藥水及做眼按摩，可能有一些好處。比較有效的治療是在成熟期採用手術治療。

6.老年性耳聾

人在40歲後，聽力即逐漸減退，這就是所謂老年性耳聾。其病因是動脈硬化，影響了耳蝸的血液循環，使耳蝸神經缺乏營養而萎縮，從而導致耳蝸基底的一種柯蒂氏器萎縮，結果形成耳聾。

老年性耳聾的發生是防不勝防的，平時保護聽力不受雜訊干擾的人，聽力可能會減退得慢些，例如避免異物及污水進入耳朵，以防中耳炎，不用尖銳物掏耳，以防傷害鼓膜，及時清除耳垢以防堵塞等等都是保護聽力必須注意的事項。早晚按摩耳朵（參閱本書第第一篇、第二章「床上操」）對保持聽力也確有裨益。使用助聽器的效果並不理想，因為助聽器的噪音相當大，愈用聽力愈壞。

7.鼻病

老年人常患的鼻病有鼻塞、鼻出血和鼻炎。

鼻塞：是指鼻孔不通氣，除去異物誤入鼻腔外，一般是因為傷風感冒，鼻腔被黏性分泌物堵塞，這種症狀只要上呼吸道及鼻咽炎症去掉後，會自動消除。鼻中隔肥大或彎曲的人也常患鼻堵塞，這種症狀，需要專科醫生作對症治療或手術治療。

鼻出血：又稱鼻衄，是鼻腔一側出血（或流血或滴鮮血），或鼻涕中帶血。許多疾病都可能發生鼻出血，鼻外傷、鼻粘膜乾燥和潰瘍、咳嗽、高燒、高血壓、鼻咽癌及女人月經倒經等等均可能引起鼻出血。發生鼻出血時，首先應止血，病人可先用手指捏住鼻子，壓住出血點（暫時用口呼吸），立即用清潔棉花、紗布由鼻孔塞入，壓迫出血點止血，同時冷敷額部及後頸部，幫助止血。在作初步處理後應請專科醫生診治，排除鼻咽癌。為了預防鼻出血，平時應注意保護鼻子。天氣乾燥時期可用石蠟油點鼻，過冷過熱天氣外出戴口罩，勿常用手指挖鼻孔。

8.牙病

牙齒是口腔的重要器官之一，其功用是咀嚼食物幫助消化。牙齒的磨損與人的年齡俱增。牙齒的衰退、破壞和脫落也是人體衰老的特徵之一。牙齒如發生齲齒或破壞，牙周發生傷害，則不僅妨礙消化，而且各種病菌也可乘機從有病竈的牙齒和牙周侵入身體，導致多種全身性疾病。為了保持全身健康，老年人對牙齒的保護更應十分重視，下面幾點應切實遵守：

⑴保持口腔清潔。每日早起梳洗後應刷牙一次，每餐飯後各刷牙一次，免除食物殘留在牙縫中發酵成酸和使細菌滋長，侵蝕牙釉，形成齲齒（即牙釉被破壞後形成的小孔穴）。

⑵一經發現齲齒，即須請牙醫補好，以疾病預防牙進一步被破壞引起其他疾病。

⑶如發現牙周發炎，或牙齒對冷熱特別敏感，或者牙齒鬆動和任何牙痛，均須及早診治。

⑷凡牙齒脫落或拔牙後，均須請牙醫及時鑲補，以免影響

鄰近其他牙齒。

(5)不吃過冷過熱食物和飲料，不用牙咬啃堅硬核果及其他硬物，以免傷害牙齒。應每天飲用半斤牛奶（或相當量奶粉）及水果，少吃糖果及食糖，防止齒骨疏鬆，保護牙周。

(6)帶活動叉齒（假牙）時，每晚臨睡時必須取出浸於開水中，千萬不要帶著假牙（尤其個別不固定的假牙）睡覺，以防誤吞入胃部。

十七、退休和離休後應當如何生活

㈠正確認識退休與離休制度的意義

在許多國家，老年人任職到規定的年齡時都要退休，讓較年輕的人接班。在中國，除一部分高級專家教授因工作需要繼續留職以外，大多數職工和幹部都遵行退休或離休制度，到時要離職的。

退休或離休都是國家對老年工作人員的照顧，使工作多年的人在有生之年得到休養，樂享天年，同時也是國家各項事業需要新生力量繼續推進所必需。部分暫不退休的任職人員，則是利用他們的豐富知識和特長，做承上啟下、培養接班人的工作。因此，他們在晚年仍能更好地發揮自己的專長，繼續為國家作出更多的貢獻。但是，離退休的人員應明確離退休不是生活和工作的完結，而是另有意義的新生活和工作的開始，而且，退休、離休後的生活仍然有豐富的內容，並應當所作為。

㈡退休和離休後的生活安排

在離休或退休以後，生活規律和思想情況等各方面都有較大的變化。首先生活不會像在離、退休前那麼規律化。其次是脫離了原來工作單位的集體生活，減少了人與人之間的接觸，會使自己有孤獨感和失落感，甚至會引起思想紊亂，覺得自己快要到生命征途的盡頭了，只是活著等死了。這些想法對退休、離休人員的健康是不利的。因此退休、離休人員必須正確認識離休、退休的意義，體會到離休、退休是國家對自己辛苦工作多年的酬報和照顧。同時還要認識到，只有精力已衰的人把崗位讓出來給精力充沛的下一代，國家人民的事業才有可能日新月異迅速發展。自己應本著老當益壯的精神，樂觀積極地生活，把退休、離休以後的時間作為生命過程的第二階段，重新樹立奮鬥目標為自己安排合理的生活、學習和工作計劃，使晚年過得更快樂，更有意義，下面幾點供大家參考。

1.樹立新的老年人世界觀

退休、離休的人必須認識到老是人生不可避免的自然規律，老而健康是人生的最大幸福，肉體的青春雖不能永保，但精神的青春是可能永保的。要永保精神上的青春，就需要樹立老當益壯和自強不息的人生觀。事實告訴我們，凡是事業心很強，想多為自己從事的事業作出貢獻的人，他們只會感到時間寶貴，時間太少，許多想做的事都因工作忙而未能如願完成，現在退休了，就有更多的時間做自己想做而尚未完成的工作。據筆者瞭解，美國許多著名科學家，退休後仍在原單位繼續做研究工作或指導研究生，有的人還自己另組研究機構從事研究工作。剛去世不久的著名化學家鮑林（L.Pauling）教授，在美國加州理工學院（C.I.T.）退休後，即自行籌資開辦了一個生物化學及醫學研究所進行研究工作。威斯康星大學生物化學系的哈爾特（E.B.Hart）教授退休後，每天仍到校著書和指導研究生，這樣的例子在國外是很多的。

2.繼續保持有規律的生活方式

脫離了工作崗位的退休、離休人員，一旦從規律性的生活方式改變為相對鬆散的生活方式，就很容易變得自由散漫，這對老年人的身心是不利的。退、離休人員仍應像退休前那樣生活，一切作息、飲食和生活習慣都應按一定規律進行。

3.重新學習

學習是增進知識、豐富生活、令人愉快的活動。事物在不斷地發展，因此，我們要不斷學習才能有所進步，即活到老、學到老。退、離休人員如能自覺地從事一種專業或技術的學習，把學習作為自己退休以後的工作，就會感到生活更有意義。在國內外，很多老年人還要上大學，從事專業學習或書畫學習等，不少地方還專門開辦老年大學，供老年人學習。這都是很有意義的。

老年人可以學習的東西很多，可以按照自己的興趣選修自然科學、文學、文藝、美術、音樂、園藝、醫藥衛生和運動等。當你學有心得時，你將感到無以名狀的愉快。

4.繼續做一些力所能及的工作

作者本人切身體會到，為自己喜愛的工作而忙碌是最快樂的。當我每天來到我的實驗室和工作室忙於自己的工作時，只覺得時間過得太快，時常忘記我已是百歲的老人了。退、離休人員最容易感到的是每天無所事事和無聊，甚至感到寂寞和苦悶。所以，為了使退休、離休人員的生活過得更快樂和更有意義，就必須根據自己的體力，結合個人的興趣和愛好，每天做些力所能及的工作。例如做家務、栽花、種菜，以及做些社會公益事業等。身體健康、有一技之長的人，還可以另就一份工作，繼續發揮自己的餘熱。

5.愛好和娛樂

退休、離休的人除了保持生活有規律外，還應選擇適當的愛好和娛樂。愛好各人不同，但必須是對身心有益的，如讀書、寫字、繪畫、栽花、種樹、養魚、養鳥、養家禽或旅遊等。娛樂則可根據自己的興趣和條件適當參加。例如看電影、看電視、看戲劇、聽音樂、遊園、參觀展覽、下棋等，偶爾參加，都是有益的。但是愛好、娛樂必須有節有度，切不可沈溺於某一種愛好和娛樂，以至於到玩物喪志的程度。有的人打麻將牌成癮，這對健康是有害的。一切不正當的娛樂和嗜好，如賭博、酗酒、吸煙、縱欲等都應戒絕。

6.社交及社會活動

退休、離休的人應在自己條件允許的情況下適當參加一些社會或學術活動，如探親、訪友、寫文章、參加學術會議、做社會公益事業等，這樣可使自己覺得仍置身人群中，仍有所作為，減少孤寂和失落的消極感，增強自己的生活興趣。

十八、中華養生格言新解

本章所選各條養生格言部分出自古籍，部分來自民間，對養生保健及防老抗衰有一定價值。

全部格言共127條，分為精神衛生、一般保健法、勞動和運動鍛鍊，以及飲食衛生四大類。對詞義隱晦的各條均酌加解釋。

(一)精神衛生

(1)心者，君主之官也，神明出焉，……故主明則下安，以此養身則壽。（《黃帝內經·素問・靈蘭秘典論》）

（解：「心」指腦及神經中樞（思維），說明大腦功能正常，身體才能健康長壽。）

(2)去子之驕氣與多欲，態色與淫志，是皆無益於子之身。（《史記・老子列傳》）

（解：這是孔子問禮於老子，老子的答話，其意是驕傲與縱欲、好色與淫亂對身體是有害的。）

⑶樂易者常壽長。（《荀子・榮辱》）

（解：樂觀的人長壽。）

⑷淫氣憂思，痹聚在心。（《黃帝內經・素問・痹論篇》）

（解：好生氣和多憂思的人，會得心臟病。）

⑸志閑而少欲，心安而不懼，形勞而不倦，氣從以順，各從其欲，皆得所願。……所以能年皆度百歲而動作不衰……（《黃帝內經・素問 上古天真論》）

（解：人們不應患得患失，欲念紛紜，要保持愉快安靜的情緒，滿意而自然地生活，心地光明磊落，無私寡欲，精神才能內守，真氣自可保全，就可以長壽不衰。）

⑹恬淡虛無，真氣從之，精神內守，病安從來。（《黃帝內經・素問 上古天真論》）

（解：一個人情緒安定，心情愉快，精神振作，就能發揮正常功能，抵禦疾病的侵襲。）

⑺清靜則肉腠閉拒，雖有大風苛毒，弗之能害。（《黃帝內經・素問 生氣通天論》）

（解：思想寧靜無慮，則肌膚的毛孔關閉，雖然有很強的風寒毒素也不能侵害人體。）

⑻內無思想之患，以恬愉為務。（《黃帝內經・素問

上古天真論》）

（解：要保持樂觀愉快的心情，不要悲觀和煩惱。）

⑼知足常樂。（《論語》）

（解：知足的人，常感到精神愉快。）

⑽養心莫善於寡欲。（《孟子》）

（解：減少欲念可使人心情寧靜。）

⑾吾善養吾浩然之氣。（《孟子》）

（解：所謂「浩然之氣」，今解釋為遠大的理想與情操。胸襟開闊，則有益健康長壽。）

⑿世人欲識衛生道，喜樂有常嗔怒少；心誠意正思慮除，順理修身去煩惱。（孫思邈著《孫真人衛生歌》）

（解：養生之道在於心地光明，事理通達，少發怒，去煩惱。）

⒀多思則神殆，多念則智散，多欲則智昏，多事則勞形。（孫思邈語）

（解：一個人的思想、雜念、欲望和事務都應適中，過則有害。）

⒁壽夭休論命，修行在個人。（孫思邈語）

（解：不要相信壽夭是命中注定，主要看自己是否善於保養。）

⒂凡人不可無思，當以漸遣除之。（孫思邈語）

（解：憂思人所難免，關鍵在於事後要自我寬慰和排遣，並以漸進的方式逐步解脫精神上的窘困局面。）

⒃莫大憂愁，莫大哀思，此所謂中和，能中和者，必久壽也。（陶弘景《養生延命錄》）

（解：凡能避免大憂愁、大哀思者必能長壽。）

⒄寡言語以養氣，寡思慮以養神，寡嗜欲以養精。（呂洞賓語）

（解：少說話、少想事、少嗜欲才能保持精、氣、神——這是道家練功的要旨，對保持精神衛生有可取之處。）

⒅境緣不遇，營求不遂，深情牽掛，良藥難醫。（李中梓語）

（解：凡因處境不好，追求沒有成功，以及心中有深情牽掛而得病的人，只能在思想上自求解脫，良藥是難以醫治的。）

⒆盈縮之期，不但在天；養怡之福，可得永年。（曹操語）

（解：人壽長短雖是與自然規律有關，但如保養得當，也可多活幾年。）

⒇我從來不怕死，因為有生就有死。〔美國100歲老人

魯布肖（Mobel Rubshaw）語〕

（解：生死是自然規律，怕也無用，不怕死反倒可得生。）

(21)因病得閑殊不惡，安心是藥更無方。（蘇東坡詩）

（解：因病而能得到休息，也不算壞事，只有安心養病，才能恢復健康。）

(22)歡笑死人少，煩惱催人老。（民諺）

（解：心情愉快可使人長壽，煩惱可催人衰老。）

(23)與病者相接，始知健康之樂。（民諺）

（解：看見病人的痛苦時，才知道健康的快樂。）

(24)心寬出少年。（民諺）

（解：心胸開朗的人，不易衰老。）

(25)歡喜生健康，健康生歡喜。（民諺）

（解：心情愉快與健康是互為因果的關係。）

(26)多愁必多病，多病必短壽；若要想長壽，切莫多憂愁。（民諺）

（解：愁、病和壽命有因果關係。）

(27)氣氣生病，笑笑減病。（民諺）

（解：心情愉快，會使病情好轉。）

(28)笑一笑，十年少；愁一愁，白了頭。（民諺）

（解：心情愉快可抗衰老，憂愁可促進衰老。）

⑵⑼順境之美德在節欲，逆境之美德在剛毅。（民諺）

（解：一個人想健康長壽，當身處順境時要知道節制欲望；身處逆境時不要悲觀，要意志堅強。）

⑶⑽欲寡精神爽，思多血氣衰。（民諺）

（解：思慮多的人血氣易衰，欲念少的人身體健康。）

㈡一般保健法

⑶⑴善服藥，不如善保養。（《本草總論》）

（解：預防重於治療。）

⑶⑵飲食有節，起居有常，不妄作勞，故能形與神俱而終其天年，度百歲乃去。（《黃帝內經・素問 上古天真論》）

（解：飲食有節制，起居有一定時間，做適當的勞動，可使身體和精神健康，以盡天年，活到百歲而死。）

⑶⑶外不勞形於事，內無思想之患，以恬愉為務，以自得為功，形體不敝，精神不散，亦可百歲。（《黃帝內經・素問 上古天真論》）

（解：外不使事務過於勞形，內沒有思想負擔，一切以寧靜安樂、愉快自得為目的，這樣一個人的形體不容易衰老，精神不容易耗散，因而亦可活到百歲高齡。）

(34)虛邪賊風，避之有時。（《黃帝內經・素問 上古天真論》）

（解：人們在日常生活中，必須根據季節氣候的變化注意避免外邪侵入，以預防疾病。）

(35)《神仙圖》雲：夫為長生之術，當存之行止、坐起、飲食、臥息、諸便皆思，晝夜不妄，保全精氣，神不離身，則長生。（《養生要集》）

（解：長壽的方法就是經常注意起居、飲食和休息，保全精、氣、神。）

(36)人生而命有長短者，非自然也，皆由將身不慎，飲食過差，淫佚無度，忤逆陰陽，魂魄神散，精竭命衰，百病萌生，故不終其壽也。（《養生要集》）

（解：人之不壽皆由於不善養生、營養不良、淫佚無度、違反自然規律，而致神散精竭，百病叢生而早死。）

(37)天元之壽，精氣不耗者得之；地元之壽，起居有常者得之；人元之壽，飲食有度者得之。（《三元參贊延壽書》）

（解：精神衛生好，起居生活有規律和飲食有度的人，才能延長壽命。）

⑶8)起居時，飲食節，寒暑適，則身利而壽命益。起居不時，飲食不節，寒暑不適，則形累而壽命損。（《管子‧形勢篇》）

（解：起居有規律，飲食有節制，又能適當處理寒暑氣候，則有利於身體而益壽延年。）

⑶9)年壽得長者，非短而續之也，畢其數也。畢數之務，在乎去害，何謂去害？大甘、大酸、大苦、大咸、大辛五者充形，則生害也；大喜、大怒、大憂、大恐、大哀五者勞神，則生害矣。（《呂氏春秋》）

（解：飲食和精神活動二者不能適當調節，則為長壽之害，去此二害，則可享天年。）

⑷0)夫善養生者，先除六害然後可以延駐於百年。一曰薄名利，二曰禁聲色，三曰廉財貨，四曰損滋味，五曰除佞妄，六曰去沮嫉。（《抱樸子‧養生論》）

（解：善養生的人首先要輕名利、戒聲色、不貪財、不好吃、作風正派、不懊喪、不嫉妒。）

⑷1)無久坐，無久行，無久視，無久聽，不饑勿強食，不渴勿強飲。（《抱樸子‧養生論》）

（解：一個人的坐、行、視、聽、食、飲都應適中，不可過度。）

(42)體欲常勞，勞勿過極；食欲常少，少勿至虛。（《抱樸子・養生論》）

（解：勞動要緊，但不可過度；節食為好，但不宜吃得過少，使身體虛弱。）

(43)善於工作的人必善於休息。（列寧語）

（解：會休息的人，身體強健，精力充沛，工作效率高。）

(44)五叟歌

古有行道人，陌上見五叟。

年各百餘歲，精神加倍有。

誠心去拜求，因何得長壽。

大叟向我言，心寬不憂愁；

二叟向我言，山妻容貌醜；

三叟向我言，呼吸不用口；

四叟向我言，量腹節所受；

五叟向我言，早起又早眠。

旨哉五叟言，所以能長壽。（民諺）

（解：這首歌說明樂觀、節性欲、不用口呼吸、節食和早起早睡，都是健康長壽的因素。）

⑷5十叟歌

大叟撚鬚曰，我勿嗜煙酒；

二叟笑莞爾，飯後百步走；

三叟頷首頻，淡泊甘蔬糗；

四叟拄木杖，安步當車久；

五叟整衣袖，服勞自動手；

六叟運陰陽，太極日月走；

七叟摸巨鼻，空氣通窗牖；

八叟撫赤頰，沐日令顏黝；

九叟撫短鬢，早起也早休；

十叟軒雙眉，坦坦無憂愁。

善哉十叟辭，妙訣一一剖；

若能遵以行，定卜登上壽。（現代人錢微作。）

（解：這首歌的意義與前面的一首大同小異，指出戒煙酒、多吃蔬菜粗糧、散步或步行、經常運動鍛鍊和勞動、早起早眠、空氣陽光充足和心情開朗等，都是長壽的因素。）

⑷6長壽十訣：

①思想開朗，樂觀積極，情緒穩定。

②生活有規律。

③堅持勞動和運動鍛鍊。

④保證充足睡眠。

⑤注意飲食衛生。

⑥嚴禁吸煙，少飲酒。

⑦糾正不良習慣。

⑧不忽視小病。

⑨注意環境衛生。

⑩注意勞動保護。

（解：這十條的說明見本書百年樂行篇。）

⑷⑺養生十六宜

發宜常梳，面宜多擦，目宜常運，耳宜常彈，舌宜舔齶，齒宜數叩，津宜數咽（常咽唾液），濁宜常呵（即經常吐故納新，吸入新鮮空氣），背宜常暖，胸宜常護，腹宜常摩，谷道宜常撮（提肛），肢節宜常搖，足心宜常擦，皮膚宜常乾，大小便宜勿言（大小便時不要說話）。（日本劄幌市年逾百歲老婦珍藏的中國養生諺語）

⑷⑻人類的壽命，既決定於先天的遺傳，又得於後天的保養。一是精神保養，二是注意飲食起居，三是適應自然環境，四是堅持運動鍛鍊。（魏以倫編《鍛鍊與長壽》）

⑷⑼養生之法，莫大於懲忿、窒欲、食少、動多八字。（民諺）

（解：養生法的要點是戒忿怒、節欲望、節飲食、多勞動。）

⑸大水不到先壘壩，疾病未來先預防。（民諺）

（解：預防重於治療。）

⑸天時雖熱，不可貪涼。瓜果雖美，不可多食。（民諺）

（解：天熱貪涼，多食瓜果，容易生病。）

⑸睡覺貪涼快，不瀉肚子那才怪。（民諺）

（解：天熱睡覺貪涼，會使肚子受涼以至於腹瀉。）

⑸白露身不露，著涼易瀉肚。（民諺）

（解：「白露」是秋天的一個季節，在此時天氣漸涼，不應赤身露體，以防著涼瀉肚。）

⑸一場秋雨一場寒，十場秋雨得穿棉。（民諺）

（解：秋天每下一次雨，氣溫即下降一次，在天冷時要穿棉衣保暖。）

⑸春不忙減衣，秋不忙加冠。（民諺）

（解：春天乍暖還寒，不要忙於減少衣服，以防感冒；秋天氣候漸涼，不要急於戴帽，使身體得到適應氣溫下降的鍛鍊。）

⑸熱不馬上脫衣，冷不立即穿棉。（民諺）

（解：身體感到發熱時，不要馬上脫衣；身體感到太冷時，衣服不要馬上加得太多，要逐漸加減衣服。）

(57)大便一通，渾身輕鬆。（民諺）

（解：每天定時大便可預防胃腸疾病和全身不適，會感到全身輕鬆。）

(58)坐臥不迎風，走路要挺胸。（民諺）

（解：坐臥不迎風可預防感冒；走路挺胸，可保護肺臟。）

(59)大汗後，莫當風，當風容易得傷風。（民諺）

(60)要想身體好，每天要起早，吃飯不宜飽，飯後不要跑。（民諺）

(61)室內室外勤打掃，開窗通氣精神好。（民諺）

(62)睡前燙燙腳，勝服催眠藥。

（解：睡前燙腳可促進血液運行，從而使睡眠好。）

(63)常開窗，透陽光，通空氣，保健康。（民諺）

(64)曝光空氣和清水，鍛鍊身體三寶貝。（民諺）

(65)預防傷風和感冒，增強體質最重要。（民諺）

（解：增強體質可預防感冒。）

(66)運動貴有恒，飲食貴有節。（民諺）

(67)坐如鐘，站如松，臥如弓，行如風。（民諺）

（解：坐立姿勢要端正，站著要挺拔，睡眠要彎腰，行路要快。）

⑹8千金難買老來瘦。（民諺）

（解：老年人發胖可增加心臟負擔，對健康不利。）

⑹9三分吃藥，七分調理。（民諺）

（解：有病時除服藥外，更要注意調理。）

⑺0醜病不瞞醫生。（民諺）

（解：有病求醫時，應將病情和自我感覺如實地告訴醫生。）

⑺1寒從腳下起，病從口中入。（民諺）

㈢勞動和運動鍛鍊

⑺2人體欲得勞動，但不當使極耳。（華佗語）

（解：人體需要勞動，但不要過勞。）

⑺3人欲勞其形，百病不能至。（孫思邈語）

（解：常勞動的人，不易生病。）

⑺4養生之道，常欲小勞。（孫思邈語）

（解：養生需要常常做些輕度勞動。）

⑺5吹呴呼吸，吐故納新，熊經鳥申，唯壽而已矣。

（《莊子・外篇・刻意》）

（解：呼吸運動及四肢運動可以延壽。）

⑺⑹手足之勤，腹腸之養也。（《鹽鐵論》）

（解：手足勞動，可使胃腸健康。）

⑺⑺天天動，血脈通，臉發紅，腰體硬。（冉大姑語）

（解：天天勞動，血脈流通，故臉色紅潤，腰體強硬。）

⑺⑻生命在於運動。（法國啟蒙思想家伏爾泰語）

（解：運動是生命的體現，也就是說，運動是生命的一種形式。）

⑺⑼腦不怕用，身怕不動。（民諺）

（解：人腦越用越靈，身體要常動才好。）

⑻⑽懶散易生病，勤勞可健身。（民諺）

（解：懶散的人缺乏運動，生活不規律，故容易生病，勤勞可促進健康。）

⑻⑴人愈怠惰者，愈覺時日之長而乏味。（民諺）

（解：人愈懶惰，就愈覺日子過太慢，生活乏味。）

⑻⑵刀鋒久用則鈍，人心久用則疲；鈍者以砂石蕩磨之則銳，疲者以體操蕩磨之則靈。（民諺）

（解：人疲乏後，做做體操活動，可以增加精神。）

⑻日間無勞苦之動作，夜間不能得安眠之報酬。（民諺）

（解：白天不勞動的人，夜間一定睡不好。）

⒁飯後百步走，活到九十九。（民諺）

（解：飯後散步，可促進消化，延年益壽。）

⒂返老還童靈丹藥，不如經常把步跑。（民諺）

（解：經常鍛鍊跑步，可使人健康，比吃「返老還童」藥還好。）

⒃活動好比靈芝草，何必苦把仙方找。（民諺）

（解：靈芝草相傳是可使人長壽的藥，這句諺語是說運動的功用與靈芝草一樣。）

⒄跑跑跳跳渾身輕，不走不動多生病。（民諺）

（解：跑跳可使人身輕體快，不運動的人容易生病。）

⒅活動活動，全身輕鬆。（民諺）

（解：身體活動後，血脈流通，自有輕鬆之感。）

⒇煉出一身汗，小病不要看。（民諺）

（解：鍛鍊出汗，可使小病自愈。）

⒇冬煉三九，夏煉三伏。（民諺）

（解：運動鍛鍊要堅持不懈，天冷、天熱都不間斷為好。）

⑼手舞足蹈，九十不老。（民諺）

（解：常常運動，可推遲衰老。）

⑽體強人欺病，體弱病欺人。（民諺）

（解：身體強健的人，不易生病，體弱的人易生病。）

⑾鐵不煉不成鋼，人不活動不健康。（民諺）

（解：人體不活動是不會健康的。）

⑿早起做早操，一天精神好。（民諺）

（解：早操對身體的好處。）

⒀要想身體健，必須天天煉。（民諺）

（解：只有天天鍛鍊，身體才能健康。）

⒁磨刀不誤砍柴工，練拳不誤工作重。（民諺）

（解：運動鍛鍊好，工作效率才能高；鍛鍊花費的時間，是無礙於工作的。）

⒂靜而少動，眼花耳聾；有靜有動，無病無痛。（民諺）

（解：一個人的生活，要動靜適當，才能少生疾病。）

⒃青年時代的鍛鍊，比黃金更寶貴。（民諺）

（解：運動鍛鍊要在青年時期開始。）

⒄一天不練，手生腳慢；兩天不練，功夫丟一半；三天不練，成了門外漢；四天不練，只能瞪眼看。（民諺）

（解：運動鍛鍊，不能間斷，三天打魚，兩天曬網是學不好的。）

⑽三天不念口生，三天不練手生。（民諺）

（解：鍛鍊要天天堅持。）

⑽鍛鍊不刻苦，紙上畫老虎。（民諺）

（解：鍛鍊須刻苦，不能馬虎從事。）

⑽練功不專心，等於瞎胡混。（民諺）

（解：做運動鍛鍊時要注意力集中，專心學練。）

⑽快刀是磨出來的，好身體是練出來的。（民諺）

（解：只有鍛鍊才可能有好身體。）

⑽老年勤鍛鍊，拐杖當寶劍。（民諺）

（解：老年人勤鍛鍊就會身體健康，可不用拐杖。）

⑽長練筋長三分，不練肉厚一寸。（民諺）

（解：長期鍛鍊可使肌肉發達，不練會使人發胖。）

⑽一日練，一日功；十日不練，十日空。（民諺）

（解：運動鍛鍊必須天天進行，才能收效。）

⑽身體鍛鍊好，八十不服老；身體鍛鍊差，四十長白髮。（民諺）

（解：身體鍛鍊好的人，老而益壯；身體鍛鍊差的人，就會未老先衰。）

㈣飲食衛生

⑽五穀為養，五果為助，五畜為益，五菜為充。（《黃帝內經．素問．藏氣法時論篇》）

（解：這指明合理的膳食結構，應以穀類為主食，以畜產品，蔬菜、及水果為副。）

⑽魚生火，肉生痰，青菜豆腐保平安。（民諺）

（解：魚、肉吃多了有害，吃青菜、豆腐清淡食物，可使人少生病。最好是葷素食物搭配得當。）

⑾大蒜有滅菌作用。

⑾冬吃蘿蔔夏吃薑，不勞醫生開藥方。

（解：蘿蔔、生薑都有疾病預防作用。）

⑾已饑方食，未飽先止。（蘇東坡《養生頌》）

（解：餓了才食，食勿過飽。）

⑾多壽只緣餐飯少，不飽真是卻病方。（袁枚詩）

（解：節制飲食，對於身體健康有著極其重要的意義。）

⑾善養生者先饑而食，食勿令飽；先渴而飲，飲勿令赤。（《養生避忌》）

（解：飲食要定時定量，切忌暴食暴飲。）

⑾大饑不大食，大渴不大飲。（民諺）

（解：大饑大渴時，食、飲都不能太多，以免傷腸胃。）

⑾吃飯留一口，活到九十九。（民諺）

（解：食不過飽可保護胃，使人長壽。）

⑾好飯莫飽，飯後莫跑。（民諺）

（解：吃得太飽會傷胃，飯後跑可發生腸病。）

⑾貪食嚼不爛，胃病容易患。（民諺）

⑾多飲酒者，傷神損壽。（《千金方》）

⑿不染煙和酒，活到九十九。（民諺）

⑿預防腸胃病，飲食要乾淨。（民諺）

⑿百病從口入，乾淨一身輕。

（解：飲食不當、不潔，容易生病。）

⑿不乾不淨，吃了生病；乾乾淨淨，吃了沒病。（民諺）

⑿魚餒而肉敗不食……色惡不食，臭惡不食。（《論語》）

（解：不要吃腐敗魚肉，以及變色和發臭的食物。）

⑿衛生好，病人少；鍋竈淨，少生病。（民諺）

(126)喝開水、吃熟菜，不拉肚子不受害。（民諺）

(127)飯前便後洗洗手，不把病菌帶進口。（民諺）